◎山东大学研究生核心课程教材

口腔生物医学研究常用实验技术

主审　李　纾

主编　高振南

U0238665

山东大学出版社
SHANDONG UNIVERSITY PRESS
·济南·

图书在版编目(CIP)数据

口腔生物医学研究常用实验技术/高振南主编.—
济南:山东大学出版社,2022.10
　　ISBN 978-7-5607-7692-7

　　Ⅰ．①口…　Ⅱ．①高…　Ⅲ．①口腔科学－实验　Ⅳ.
①R78-33

中国版本图书馆 CIP 数据核字(2022)第 241053 号

策划编辑　唐　棣
责任编辑　蔡梦阳
封面设计　王秋忆

口腔生物医学研究常用实验技术
KOUQIANG SHENGWU YIXUE YANJIU CHANGYONG SHIYAN JISHU

出版发行　山东大学出版社
社　　　址　山东省济南市山大南路 20 号
邮政编码　250100
发行热线　(0531)88363008
经　　　销　新华书店
印　　　刷　济南巨丰印刷有限公司
规　　　格　720 毫米×1000 毫米　1/16
　　　　　　9.5 印张　165 千字
版　　　次　2022 年 10 月第 1 版
印　　　次　2022 年 10 月第 1 次印刷
定　　　价　49.00 元

《口腔生物医学研究常用实验技术》
编委会

前　言

2020 年 8 月,国务院学位委员会第七届学科评议组编写的《学术学位研究生核心课程指南》将口腔生物医学课程列为学术学位研究生核心课程;同时,全国专业学位研究生教育指导委员会编写的《专业学位研究生核心课程指南》也将口腔生物医学课程列为专业学位研究生的核心课程。这两项研究生核心课程指南均将实验法作为口腔生物医学课程的主要授课方式之一。实验法的授课方式是学生在教师的指导下,在实验室进行学习。实验法可使学生把一定的直接知识同书本知识联系起来,获得比较完全的知识,同时又能培养他们独立研究的能力、实验操作的能力和科学研究的兴趣。然而,国内至今尚无正式出版的适合口腔医学研究生使用的口腔生物医学研究实验技术教材。

本书按照口腔生物医学研究生课程的实验法教学方式的目标和要求编写而成,涵盖了分子生物学、细胞生物学、组织形态学、口腔疾病动物模型、口腔微生物学等研究常用的实验技术的实验原理和方法步骤。本书内容不仅包括生物医学研究的通用实验技术,如聚合酶链反应(PCR)、反转录聚合酶链反应(RT-PCR)、反转录实时定量聚合酶链反应(RT-qPCR)、蛋白质免疫印迹实验(Western-blot)、细胞培养技术、细胞免疫荧光实验、石蜡切片制作染色、冰冻切片制作染色、免疫组织化学法、流式细胞术等;还包括了具有口腔生物医学研究特色的实验技术,如大鼠颞下颌关节软骨、人牙根尖乳头、人牙髓、人牙龈、人牙周膜等各种口腔组织的原代细胞培养方法,以及离断下牙槽神经、单独牙周缺损、小鼠上颌快速扩弓、大鼠口腔溃疡等动物模型的建立方法,并介绍了各种口腔特有的细菌的培养方法、脱钙液的配制方法等。本书的所有实验操作方法都来源于作者本人的真实案例,所以具有很好的可读性、实用性和可操作性。

本书的读者对象是口腔医学学术型和专业型硕士、博士研究生,口腔生物医学研究生核心课程任课教师，以及口腔医学"5＋3"学制本硕连读本科生和5年制本科生。本书主要作为口腔生物医学研究生核心课程的重要辅助教材，同时也可以作为口腔医学研究生课题研究过程中口腔生物医学实验技术选择和应用的参考用书。在此，我们还要特别感谢"山东大学2022年度研究生核心课程教材出版专项"的大力资助。

本书中个别外文单词或字母缩写暂无正式中文译名，为避免讹误，未翻译为中文。由于编者的知识水平和时间有限，本教材难免有不足之处，欢迎广大读者批评指正。

编　者

2022 年 8 月

目　录

第一章　分子生物学常用实验技术

分子生物学（molecular biology）是从分子水平研究生物大分子的结构与功能从而阐明生命现象本质的科学。自 20 世纪 50 年代以来，分子生物学成为生物学的重要前沿与生长点之一，其主要研究领域包括核酸研究和蛋白质研究。分子生物学是生命科学发展过程中诞生的一门实验性极强的新兴学科。

本章内容介绍了口腔生物医学研究中常用的分子生物学实验技术，包括聚合酶链反应、反转录聚合酶链反应、实时定量聚合酶链反应、CRISPR/cas9 载体构建、BCA 法测定蛋白质浓度、冷冻干燥技术、蛋白质印迹、免疫共沉淀分析。本章着重介绍各种常用分子生物学实验技术的原理、实验方法、实验具体操作步骤和实验注意事项。

第一节　聚合酶链反应

一、技术原理

聚合酶链反应（polymerase chain reaction，PCR）是一种体外酶促扩增特异DNA 片段的技术，具有灵敏度高、特异性强及操作简便等特点。利用 PCR 技术可以在一个试管内将所要研究的目的 DNA 片段于数小时内扩增至十万倍甚至百万倍，因此用 PCR 技术可以从一根毛发、一滴血乃至一个细胞中扩增出足量的 DNA 片段供分析研究或检测鉴定。

PCR 技术是在耐热 DNA 聚合酶催化下，以亲代 DNA 为模板，以特定引物为延伸点，通过加热变性、退火、延伸三步骤的反复循环，在体外复制出与模板DNA 中的特异片段互补的子链 DNA 的过程，PCR 的特异性依赖于与靶序列两端互补的寡核苷酸引物。

PCR 扩增产物可分为长产物片段和短产物片段两部分。在第一轮反应周期中,以两条互补的 DNA 为模板,引物附上模板的 $3'$ 端,即新生链的 $5'$ 端是固定的,其 $3'$ 端则没有固定的止点,产生两条"长产物片段";进入第二轮循环,其中两条新延伸片段的起点和终点都限定于正、反向引物之间,形成长短和序列一致的"短产物片段";进入第三轮循环,所有新生链都是长度严格地限定在两个引物链 $5'$ 末端之间的"短产物片段"。从第三轮的循环中"短产物片段"开始按指数倍数增加,而不再产生"长产物片段"。因此,PCR 扩增产物将受到所加引物 $5'$ 末端的限制,终产物序列介于两种引物 $5'$ 末端之间的区域。

二、PCR 的反应体系

1.寡核苷酸引物

寡核苷酸引物(primer)至少应含有 18 个与模板序列完全互补的核苷酸,最好长达 18～24 个核苷酸(mer),才能保证扩增反应的特异性。寡核苷酸引物的浓度通常是 0.1～1.0 μmol/L,这一浓度足以完成 30 个循环的扩增反应。浓度过高会引起模板与引物的错配,影响 PCR 反应的特异性;同时引物浓度过高可导致形成引物二聚体,引物二聚体可竞争使用聚合酶和脱氧核糖核苷三磷酸(dNTP),从而导致 PCR 产量下降。然而,引物浓度过低,会降低 PCR 的效率。

2.缓冲液

缓冲液的成分为三羟甲基氨基甲烷-盐酸(Tris-HCl)、氯化钾(KCl)、氯化镁($MgCl_2$),其中镁离子(Mg^{2+})的最佳浓度为 1.5～2.0 mmol/L。

3.耐热 DNA 聚合酶

常用的耐热 DNA 聚合酶有以下两种:

(1)*Taq* DNA 聚合酶:*Taq* DNA 聚合酶 95 ℃下的半衰期为 40 分钟,完全可以满足 PCR 反应的需要;催化 DNA 合成的最适温度是 75～80 ℃;延伸速率为 150～300 个核苷酸/秒。*Taq* DNA 聚合酶不具有 $3' \rightarrow 5'$ 外切酶活性,因此对反应中的单核苷酸错配无校对功能,经过 25 轮循环后,扩增产物的序列中每 400 bp 就有一个与原始序列不同。50 μL PCR 反应体系中 *Taq* DNA 聚合酶的用量一般为 0.5～2.5 U。

(2)*Pfu* DNA 聚合酶:由于 *Pfu* DNA 聚合酶具有 $3' \rightarrow 5'$ 外切酶活性,催化 DNA 合成的保真性比 *Taq* DNA 聚合酶高 10 倍;*Pfu* DNA 聚合酶催化 DNA 合成的最适温度是 72～78 ℃;*Pfu* DNA 聚合酶耐热性好,97.5 ℃时半衰期为 3 小时;*Pfu* DNA 聚合酶在缺乏 dNTP(脱氧核糖核苷三磷酸)时会降解模板 DNA,因此一定要在反应液中先加入 dNTP 后再加入 *Pfu* DNA 聚合酶。

4.脱氧核糖核苷三磷酸

四种 dNTP 的终浓度应为 50～200 μmol/L,且四种 dNTP 的终浓度应相等。

5.模板 DNA

模板 DNA 亦称为"靶序列"。基因组 DNA 作模板浓度可用 1 μg/L,质粒 DNA 作模板时用 10 ng/L。

三、PCR 反应的基本步骤

PCR 反应的基本步骤是在反应管中加入反应缓冲液、dNTP、引物、DNA 模板和耐热 DNA 聚合酶,混匀后将反应管置于 PCR 仪中开始以下循环反应。

1.变性

PCR 反应开始时,首先要使双链 DNA 模板解链成为单链,此过程称为变性(denature)。模板 DNA 在 95 ℃左右的高温下双螺旋的氢键断裂,双链 DNA 解链成为单链 DNA 并游离于反应液中。

2.退火

两条寡核苷酸引物在适当的温度下,分别依据碱基互补集合在模板 DNA 扩增区域两端,称为退火(annealing)。此时,DNA 聚合酶便开始合成新链。由于加入的引物分子数远远大于模板 DNA 的分子数,因此引物与模板 DNA 形成复合物的概率远远高于 DNA 分子自身的复性配对。

3.延伸

在四种 dNTP 底物及 Mg^{2+} 的存在下,DNA 聚合酶在最适作用温度下将单核苷酸按碱基互补配对原则从引物的 3′端插入,使引物沿 5′→3′方向延伸(extension)合成新股 DNA。每一循环的产物再继续作为下一循环的模板。

整个 PCR 反应一般需要进行 30 轮左右的循环。在最初阶段,原来的 DNA 起着模板的作用,随着循环次数的递增,新合成的引物延伸急剧增多而成为主要模板。因此,PCR 扩增产物将受到所加引物 5′端的限制,终产物序列介于两种引物 5′端之间。

第二节　反转录聚合酶链反应

一、技术原理

反转录聚合酶链反应(reverse transcription-polymerase chain reaction, RT-PCR)是将 RNA 的反转录反应与 PCR 反应相结合的技术。RT-PCR 技术可用于克隆特定基因的 cDNA 序列。首先,以 RNA 为模板,用反转录酶合成 cDNA;再以 cDNA 为模板,通过 PCR 扩增合成目的 DNA 片段。

二、反转录反应体系

与普通 PCR 反应相比,RT-PCR 增加了反转录所需要的模板 RNA、反转录酶和反转录引物。

1.模板 RNA

作为模板的 RNA 可以是总 RNA、mRNA 或体外转录的 RNA 产物。无论使用何种 RNA,关键是确保 RNA 中无 RNA 酶和基因组 DNA 的污染。

2.反转录酶

在某些动物中传播的天然的 RNA 病毒里存在以 RNA 为模板反向转录合成 DNA 的聚合酶,这些酶被称为反转录酶(reverse transcriptase, RT),也称为"逆转录酶"。目前在生命科学领域中应用较为广泛的反转录酶是鸟类成髓细胞性白血病病毒(avian myeloblastic leukemia virus,AMV)反转录酶(AMV RT)、莫洛尼鼠白血病病毒(Moloney murine leukemia virus,M-MLV)反转录酶(M-MLV RT)。

AMV RT 和 M-MLV RT 在本身的聚合酶活性之外,都具有内源性核糖核酸酶 H(RNase H)活性。RNase H 活性能与聚合酶活性相互竞争模板或 cDNA 延伸链间形成的杂合链,并降解 DNA 复合物中 mRNA 链。

3.反转录引物

反转录引物包括非特异性引物和特异性引物。常用的非特异性引物是 12~18 个脱氧胸苷构成的寡聚胸苷[Oligo(dT)12~18]和随机引物(random primer)。对于短的不具有发卡结构的真核细胞 mRNA,两种引物都可采用。Oligo(dT)12~18 只适用于具有多聚腺苷酸(poly A)尾的 RNA,对于无 poly A 尾的原核生物的 RNA、真核生物的 rRNA、tRNA,以及有发卡结构的 mRNA 不适用。

三、RT-PCR 反应的基本步骤

RT-PCR 反应的基本步骤包括总 RNA 抽提、反转录反应,反转录产物的 PCR 反应等三大步骤。

1.总 RNA 的抽提(TRIzol 法)

(1)总 RNA 抽提技术原理:分离获得高质量、高纯度和完整的总 RNA 对于许多重要的分子生物学下游实验[如 RT-PCR、反转录实时定量 PCR(RT-qPCR)和阵列分析]至关重要。RT-PCR 反应的第一步骤是总 RNA 抽提。总 RNA 抽提 TRIzol 法又称为"异硫氰酸胍-酚-氯仿一步法"。TRIzol 试剂中的主要成分为异硫氰酸胍和苯酚,其中异硫氰酸胍可裂解细胞,促使核蛋白体的解离,从而使 RNA 与蛋白质分离,并将 RNA 释放到溶液中。当加入氯仿时,它可抽提酸性的苯酚,而酸性苯酚可促使 RNA 进入水相,离心后可形成水相层和有机层,这样使 RNA 与仍留在有机相中的蛋白质和 DNA 分离开。水相层(无色)主要为 RNA,有机层(黄色)主要为 DNA 和蛋白质。

(2)总 RNA 抽提操作步骤:

①焦碳酸二乙酯(diethyl pyrocarbonate,DEPC)处理水的配制:通常将 DEPC 按 0.1% 的浓度对超纯水进行处理,使可能残余的核糖核酸梅(RNase)失活,即取 DEPC 100 μL,加入 100 mL 待处理的超纯水中,经猛烈振摇后,于室温静止数小时,然后高温高压,以降解 DEPC[DEPC 分解为二氧化碳(CO_2)和乙醇],放在 4 ℃ 的环境下储存备用,使用时避免污染。

②取新鲜动物组织 0.1～0.2 g,置于研钵中,用剪刀剪碎组织,研钵中加入少量液氮,迅速研磨,待组织变软,再加入少量液氮,研磨成粉末状,每 100 mg 组织加入 1 mL TRIzol,在冰浴中迅速匀浆 15～30 秒,以充分研碎组织。然后,将细胞悬浮液吸入另一 1.5 mL 的微量离心管中,室温下静置 5 分钟。

③若为贴壁细胞,培养预定时间后,彻底弃掉培养液,将 TRIzol 试剂直接加在贴壁细胞上,室温放置 10 分钟;若为悬浮培养细胞,则直接离心收集细胞后,用 TRIzol 重悬、裂解,每 1 mL TRIzol 可裂解 5×10^6 个动物细胞,或 1×10^7 个细菌菌体。

④反复吹打裂解组织或细胞,裂解液移入新管,室温静置 5 分钟,在 4 ℃、12000 g 的环境下离心 10 分钟。

⑤将上清转移入新管,按照 TRIzol:氯仿为 5:1 的比例加入氯仿 200 μL,用力颠倒充分混匀,静置 10 分钟,待其分层后,在 4 ℃、12000 g 的环境下离心 15 分钟。

⑥小心转移水相至新管中,加入等体积异丙醇,振荡混匀,室温放置 10 分钟,在 4 ℃、12000 g 的环境下离心 10 分钟,小心弃上清液。

⑦向沉淀中加入 75% 乙醇,振荡片刻,以 4 ℃、7500 g 的环境离心 5 分钟,小心弃上清液;室温静置 5～15 分钟,使 RNA 沉淀恰好干燥,并以 DEPC 处理水溶解,保存于 -70 ℃ 冰箱中备用。

注:TRIzol 是 RNA 提取专用裂解溶液,可直接购买。

(3)注意事项:

①抽提 RNA 用的超纯水要用焦碳酸二乙酯处理过的超纯水以去除 RNase。

②抽提 RNA 用的离心管必须是无 RNase 的,可以直接购买无 RNase 的离心管。

③在 RNA 的抽提过程中要避免内源性和外源性 RNase 污染,提取必须在无 RNase 的超净工作台上进行;全程必须佩戴一次性手套,因为皮肤经常带有细菌和霉菌,可能污染 RNA 的抽提并成为 RNase 的来源。

2.反转录

在无菌、无 RNase 的 0.5 mL 薄壁微量离心管中,加入模板 RNA 2 μg、0.1 μg/μL Oligo(dT)$_{18}$ 5 μL、10 mmol/L dNTP 2 μL、DEPC 5 mL,在 65 ℃ 的环境下水浴 5 分钟,之后立即放到冰上,顺序依次加入:

5×M-MLV 反应缓冲液	4 μL
核酸酶抑制剂(25 U/μL)	1 μL
MLV 反转录酶(100 U/μL)	1 μL

最后,在 37 ℃ 的环境下孵育 60 分钟。

3.PCR 反应

(1)在无菌 0.5 mL 薄壁微量离心管中,顺序依次加入:

超纯水	33 μL
10×PCR 反应缓冲液	5 μL
dNTP (10 μmol/L)	5 μL
引物 1(10 pmol/μL)	2 μL
引物 2(10 pmol/μL)	2 μL
Taq 酶(2 U/μL)	1 μL
反转录产物(模板 cDNA,50 ng/μL)	2 μL

(2)扩增程序:

94 ℃ 5分钟热启动

94 ℃ 45秒 ⎤
57 ℃ 30秒 ⎬ — 30个循环
72 ℃ 1分钟 ⎦

72 ℃ 10分钟

第三节　实时定量聚合酶链反应

一、实时定量聚合酶链反应的起源和命名

传统 PCR 方法可对特定 DNA 片段进行指数级的扩增,并可以通过凝胶电泳的方法对扩增物进行分析,是 PCR 反应终产物检测。但很多情况下,研究者所感兴趣的是未经 PCR 信号放大之前的起始模板量。在这种需求下,实时定量 PCR(real-time quantitative PCR, qPCR)于 1996 年由美国应用生物系统

(Applied Biosystems)公司首次推出。qPCR 依靠荧光标记和自动化仪器,每次循环都可读出荧光强度,实时监测了反应进程中的 PCR 产物量,从而更精确地实现了对起始模板的定量及定性的分析。qPCR 的基础在于起始的目的 DNA 量与循环过程的指数期的扩增产物量之间存在着定量关系,利用荧光信号的实时监测和计算,可以反映出这种定量关系。在 PCR 反应早期,产生荧光的水平不能与背景明显地区别;而后荧光的产生进入指数期、线性期和最终的平台期,因此可以在 PCR 反应处于指数期的某一点上来检测 PCR 产物的量,并且由此来推断模板最初的含量。

根据 qPCR 实验发表所必需的最低限度的实验信息(minimum information for publication of quantitative real-time PCR experiments,MIQE)的国际化标准规定,反转录 PCR 简称为 RT-PCR,实时定量 PCR 简称为 qPCR,反转录实时定量 PCR(reverse transcription-qPCR)简称为 RT-qPCR。

二、qPCR 荧光探针与荧光染料

(一)实时定量 PCR 荧光探针

1.塔克曼(TaqMan)荧光探针

TaqMan 是一类寡核苷酸探针,依据目标 DNA 序列的上游引物和下游引物之间的序列配对来设计。探针的 5′末端用报告荧光染料(reporter fluorescence dye,R)标记,通常为 6-碳氧荧光素(6-FAM)、5-碳氧荧光素(5-FAM)、异硫氰酸荧光素(FITC)等。探针的 3′末端则标记淬灭染料(quencher dye,Q),如 6-羧基-四甲基-罗丹明(TAMRA)等。当完整的探针与目标序列配对时,5′末端报告荧光基团发射的荧光因与 3′端的淬灭剂接近而被淬灭。但随着 PCR 延伸,聚合酶的 5′末端外切酶活性将探针切开,使得荧光基团与淬灭剂分离,报告染料荧光得以释放而被检测。随着扩增循环数的增加,释放出来的荧光基团不断积累。因此,荧光强度与扩增产物的数量呈正比关系。

2.分子信标荧光探针

分子信标(molecular beacon)是一种茎环结构的、双标记寡核苷酸探针。在此结构中,位于分子一端的荧光基团与分子另一端的淬灭基团靠近。不存在模板时,探针呈茎环结构;存在模板时,茎环结构打开与模板配对,构象改变使得荧光基团与淬灭基团分开,释放荧光。分子信标的茎环结构中,环一般为 15~30 个核苷酸长,并与目标序列互补;茎一般为 5~7 个核苷酸长,相互配对形成茎的结构。荧光基团连接在茎臂的一端,而淬灭基团则连接于另一端。分子信标必须非常仔细地设计,确保在退火温度下保持茎环结构。分子信标也有缺点,即探针匹配的是基因内部序列,不一定在每个基因上都能找到长短适中且带有末端回文结构的序列,所以分子信标的探针设计要求较高。

(二)qPCR 荧光染料

1.荧光染料(SYBR Green)

SYBR Green I 能结合到 DNA 双螺旋的小沟。处于未结合状态的染料显示较低的荧光强度,一旦结合到双链 DNA 之后,荧光信号增强。在加入了过量的 SYBR 荧光染料的 PCR 反应体系中,SYBR 荧光染料特异性地掺入到产物的 DNA 双链,发射荧光信号,而未掺入 DNA 链中的染料分子不会发射任何荧光信号,从而保证荧光信号的增加与 PCR 产物的增加完全同步。SYBR Green I 在核酸的实时检测方面有很多优点,由于它与所有的双链 DNA 相结合,不必因为模板不同而特别定制,因此设计的程序通用性好,且价格相对较低。但是,内嵌染料没有序列特异性,可以结合到包括非特异产物和引物二聚体、单链二级结构以及错误的扩增产物上,造成假阳性而影响定量的精确性。SYBR Green 荧光染料能与所有的 DNA 双链相结合,并不能选择特定的 DNA 模板,所以此染料的特异性不如 TaqMan 探针。

2.荧光引物(light upon extension,LUX)

荧光引物是在荧光探针的基础上发展而来的一项新技术,其基本原理就是借助荧光直接标记引物来监测扩增产物的生成,达到无需另外设计探针、节约成本的目的,通过在引物上标记一个荧光发色基团和一个能量受体,利用与分子信标相同的原理获得与扩增产物量的增加成比例的荧光信号。操作时将定量 PCR 的一对引物中任意一条设计为带有末端回文结构,并在 3′端标记荧光素。这样,这条引物在游离状态下就可形成茎环结构,而这种 DNA 构象本身具有淬灭荧光基团的特性,所以不需要在另一端标记淬灭基团。LUX 正是巧妙利用了发夹结构的 DNA 单链内在特性而节约了一个标记基团。当引物和模板配对的时候,这个茎环结构就打开,释放荧光,导致荧光信号显著增加。虽然荧光引物法和 SYBR Green 一样仅靠引物专一性来保证产物的专一性,不过由于荧光标记在引物上而不会受到引物二聚体的干扰,因而专一性自然优于荧光染料法。

荧光引物和分子信标很相似,而其优点在于:①用引物代替探针,无需设计和合成探针。这个发夹引物设计也比分子信标探针更为简单,在引物 5′端额外添加几个和 3′端配对的碱基并不困难,因此从理论上来说引物设计就相对容易。②只需要标记一个荧光基团,所以更为节约;而且从实验结果的角度上来看灵敏度较高,可以检测低至 10 个拷贝的基因,和 TaqMan 探针法相当。与 TaqMan 探针和分子信标相比,荧光引物通过二级结构实现淬灭,不需要荧光淬灭基团,也不需要设计特异的探针序列。

三、qPCR 的定量原理

1.Ct 值的定义

C 代表循环数(cycle),t 代表阈值(threshold)。Ct 值的含义是每个反应管内的荧光信号到达设定的阈值时所经历的循环数。在 PCR 反应早期,产生荧光的水平不能与背景明显地区别;反应开始进入指数扩增期的荧光信号称为阈值,一般这个阈值是以 PCR 反应的前 15 个循环的荧光信号作为荧光本底信号;qPCR 仪分析软件的阈值的缺省值是 3~15 个循环的荧光信号的标准偏差的 10 倍;反应起始时的模板数越高,荧光信号到达阈值所需反应循环数越少,Ct 值就越小。随着 PCR 反应的进行,监测到的荧光信号的变化可以绘制成曲线(图 1-1)。

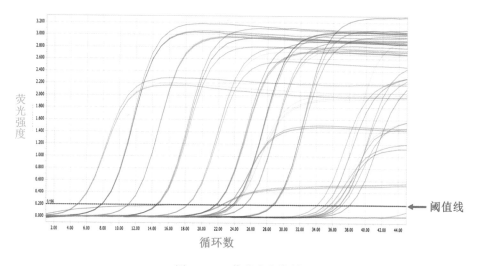

图 1-1　Ct 值的确定举例

注:在 PCR 反应早期,产生荧光的水平不能与背景明显地区别。为了便于对所检测样本进行比较,在反应的指数期,首先需设定一定荧光信号的阈值,一般这个阈值是以 PCR 反应的前 15 个循环的荧光信号作为荧光本底信号。荧光阈值的缺省设置是 3~15 个循环的荧光信号的标准偏差的 10 倍。在反应起始时,模板数越高,需要越少的循环数到达荧光信号阈值,阈值代表的荧光信号显著大于背景信号,此时需要的循环数即是 Ct,它总是出现在扩增的指数期的某一点上。

2.根据 Ct 值结合标准曲线计算样品的起始拷贝数

研究表明,每个模板的 Ct 值与该模板的起始拷贝数的对数存在线性关系,起始拷贝数越多 Ct 值越小。利用已知起始拷贝数的标准品可画出标准曲线,其中横坐标代表起始拷贝数的对数,纵坐标代表 Ct 值。因此,只要获得未知样品的 Ct 值,即可从标准曲线上计算出该样品的起始拷贝数(图 1-2)。

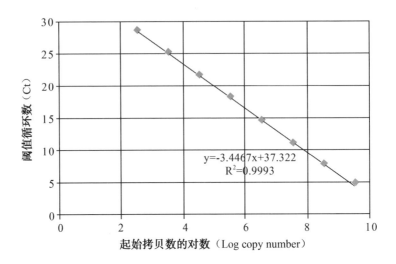

图 1-2　qPCR 标准曲线

注:每个模板的 Ct 值与该模板的起始拷贝数的对数存在线性关系,起始拷贝数越多,Ct 值越小。利用已知起始拷贝数的标准品可做出标准曲线,其中横坐标代表起始拷贝数的对数,纵坐标代表 Ct 值。因此,只要获得未知样品的 Ct 值,即可从标准曲线上计算出该样品的起始拷贝数。相关系数(R^2)应大于0.98,越接近 1,结果可信度越高。

四、qPCR 的实验流程

1.设计总体实验方案

在进行实时荧光定量 PCR 实验前,需要设计一个较完善的实验方案,包括:设立严谨的实验组和各种对照组,选择处理样品、提取模板的方法,设计 PCR 引物,选择荧光标记方法,确定定量计算机统计分析的方式等。

2.引物的设计

引物设计需要注意:①可扩增的 DNA 片段长度不应超过 400 bp,理想的长度是 100~150 bp。扩增片段越短,有效的扩增反应就越容易获得。②保持鸟嘌呤和胞嘧啶所占的比率(GC 含量)为 20%~80%,熔解温度(melting temperature,T_m)值为 58~60℃。富含 GC 的区域容易产生非特异反应,导致扩增效率的降低。尤其是在 SYBR Green 荧光染料方法中易产生非特异信号。③引物末端(最后 5 个核苷酸)不能有 2 个以上的 G 和 C。④设计后,再将引物和探针互相进行配对检测,以避免形成二聚体和发夹结构。

3.探针的设计

在使用 TaqMan 荧光探针时,应先选择好探针的位置,然后设计引物,使其尽可能地靠近探针;若使用 SYBR Green 荧光染料可以省去探针设计。

TaqMan荧光探针的设计原则：①尽可能短，不要超过30 bp；②T_m值应为68~70 ℃；③避免5′端是鸟苷酸(G)，以免发生淬灭作用；④选择胞苷酸(C)多于鸟苷酸(G)的链作探针，G的含量多于C会降低反应效率。

4.PCR反应及数据记录

提取细胞或组织中的总RNA、反转录、PCR反应操作流程见前文所述。PCR反应需要在qPCR仪专用反应板或管中进行，加入所有反应试剂后，将反应板置入仪器内，按照仪器操作说明完成反应和数据记录。

5.数据分析

荧光扩增曲线可以分成三个阶段：荧光背景信号阶段、荧光信号指数扩增阶段和平台期，其形状是一条平滑的S形曲线。

(1)标准曲线法的绝对定量：用一系列已知浓度的标准品制作标准曲线，标准品可以是纯化的质粒DNA、体外转录的RNA或体外合成的单链DNA。

(2)标准曲线法的相对定量：属于自身相对标准曲线，所用的标准品只要知道其相对稀释度即可。在整个实验中，样本的靶序列的量来自于自身标准曲线，最终必须除以参照物的量。

(3)Ct比较法的相对定量：运用数学公式［ΔΔCt＝(Ct目的基因－Ct内参管家基因)实验组－(Ct目的基因－Ct内参管家基因)对照组］来计算相对量。Ct是热循环仪检测反应体系中荧光信号到达阈值时所经历的循环数。由于每次循环增加1倍的产物数量，在PCR反应进入指数期得到的Ct值反映起始模板的量，实验组与对照组的目的基因Ct值差异(ΔΔCt)相当于起始模板量2倍数的差异($2^{-\Delta\Delta Ct}$)。所以，$2^{-\Delta\Delta Ct}$表示的是实验组的目的基因的起始模板量相对于对照组的目的基因的起始模板量的变化倍数。

该方法不必制作标准曲线。但是，该方法定量结果检测有效的前提是：必须保证实验组和对照组细胞的细胞数量完全一致，RNA提取、反转录以及定量效率及操作必须完全一致，不存在操作误差等，这显然是无法达到的。这时，为了将样本处理归一化，需要引入一个内参进行校正。内参基因，也称为"管家基因"，其编码蛋白是维持细胞基本生命活动所必需的蛋白质。它的表达水平不受任何内源性与外源性因素的影响。管家基因在生物演化过程中高度保守且在大多数情况下持续表达，稳定表达于不同类型的细胞和组织中。所以，引入内参基因可以对细胞上样量、细胞上样过程中存在的误差、实验过程中存在的实验误差等进行校正。比较常用的RT-qPCR实验的内参基因是β-肌动蛋白(β-actin)基因和甘油醛-3-磷酸脱氢酶(glyceraldehyde-3-phosphate dehydrogenase，GAPDH)基因。

以β-肌动蛋白(β-actin)基因为内参基因，检测目的基因表皮生长因子受体

(epithelial growth factor receptor,EGFR)的表达水平为例。实验取三个重复反应孔(三个完全平行操作)的 Ct 值进行计算。无药物处理的对照样本中的 β-actin 的 Ct 值分别为 17.03、17.52 和 16.66,EGFR 的 Ct 值分别为 23.12、22.85 和 23.15;药物处理样本中 β-actin 的 Ct 值分别为 17.11、17.34 和 16.79,EGFR 的 Ct 值分别为 24.02、23.94 和 24.73。其计算步骤如下:

(1)分别计算内参基因与待检基因 Ct 均值差 ΔCt(差异均一化):

ΔCt＝EGFR 的 Ct 平均值－β-actin 的 Ct 平均值

对照样本的 ΔCt＝(23.12＋22.85＋23.15)/3－(17.03＋17.52＋16.66)/3＝5.97

药物处理样本的 ΔCt＝(24.02＋23.94＋24.73)/3－(17.11＋17.34＋16.79)/3＝7.15

(2)求出药物处理样本与对照样本差值 $\Delta\Delta Ct$:

对照样本的 $\Delta\Delta Ct$＝对照样本的 ΔCt－对照样本的 ΔCt＝0

药物处理样本的 $\Delta\Delta Ct$＝药物处理样本的 ΔCt－对照样本的 ΔCt＝1.18

通过(1)求值($2^{-\Delta\Delta Ct}$)得出药物处理样本的 EGFR 基因表达的变化比率:

对照样本的 $2^{-\Delta\Delta Ct}$＝2^0＝1

药物处理样本的 $2^{-\Delta\Delta Ct}$＝$2^{-1.18}$＝0.44

变化比率(药物处理样本的 $2^{-\Delta\Delta Ct}$/对照样本的 $2^{-\Delta\Delta Ct}$)＝0.44/1＝0.44

所以,EGFR 基因在药物处理后的表达水平是处理前的 0.44 倍。

第四节　CRISPR-Cas9 载体构建

一、实验原理

CRISPR(clustered regularly interspaced short palindromic repeats)-Cas9 (CRISPR-Cas9)是最近几年出现的一种由 RNA 指导 Cas 核酸酶对靶向基因进行特定 DNA 修饰的技术。它是细菌和古细菌为应对病毒和质粒不断攻击而演化来的获得性免疫防御机制。

此系统的工作原理是 crRNA(CRISPR-derived RNA)通过碱基配对与 tracrRNA(trans-activating RNA)结合形成 tracrRNA/crRNA 复合物,此复合物引导核酸酶 Cas9 蛋白在与 crRNA 配对的序列靶位点处剪切双链 DNA,从而实现对基因组 DNA 序列进行编辑。通过人工设计这两种 RNA,可以改造形成具有引导作用的 gRNA(guide RNA),足以引导 Cas9 对 DNA 的定点切割。

作为一种 RNA 导向的 dsDNA 结合蛋白,Cas9 效应物核酸酶是已知的第一个统一因子(unifyi ng factor),它能够共定位 RNA、DNA 和蛋白,从而拥有巨大的改造潜力。将蛋白与无核酸酶的 Cas9(Cas9 nuclease-null)融合,并表达适当的 gRNA,即可靶定任何 dsDNA 序列,而 RNA 可连接到 gRNA 的末端,不影响 Cas9 的结合。因此,Cas9 能在任何 dsDNA 序列处带来任何融合蛋白及 RNA,这为生物体的研究和改造带来巨大潜力。

二、试剂耗材与仪器

耗材:正向引物、反向引物、T4 DNA 连接酶缓冲液(Ligase Buffer)、T4 DNA Ligase、pX330 质粒、NEB Buffer、BbsI、dNTP Mix、功能引物。

仪器:涡旋振荡仪、普通 PCR 仪、水平电泳仪、化学发光仪。

三、实验步骤

1.引物预处理

体系(20 μL):

正向引物(100 μm)	2 μL
反向引物(100 μm)	2 μL
5×T4 DNA Ligase Buffer	4 μL
ddH$_2$O	12 μL
合计	20 μL

程序:

37 ℃	30 分钟
95 ℃	5 分钟以每分钟下降 5 ℃ 的速度降至室温(25 ℃),孵育 2 小时。

2.酶切连接

Px330	0.25 μL
上述产物 1:20 稀释物	1 μL
10×Tango Buffer	2 μL
BbsI	1 μL
T4 DNA Ligase	1 μL
ddH$_2$O	14.75 μL
合计	20 μL

将上述物品在 37 ℃ 的条件下孵育 2 小时。

3.转化

(1)取 5 μL 上述酶连接物加到 50 μL 感受态细胞(DH5)中转化。

(2)混匀后,置于冰上 30 分钟;在 42℃水浴中热激 90 秒,取出立刻冰浴 2 分钟。

(3)加入 1 mL LB,37℃恒温摇床 200 r/min 复苏 1 小时。

(4)将菌液 6000 r/min 离心 3 分钟,留 200 μL 吹打混匀菌液,均匀涂布于氨苄抗性的 LB 平板表面,将平板置于 37℃恒温孵箱倒置培养过夜。

4.菌落 PCR 初步鉴定构建是否成功

(1)挑取单克隆,使用 5 μL ddH₂O 稀释成菌液作为模板,轻柔混匀。

(2)按照以下体系配置 PCR 反应:

dNTP Mix	1 μL
正向引物	0.5 μL
反向引物	0.5 μL
DNA 菌液	2 μL
ddH₂O	6 μL
总计	10 μL

(3)涡旋混匀,瞬时离心。

(4)按照表 1-1 中 PCR 程序进行扩展:

表 1-1　PCR 扩展程序

温度	时间	循环数
95 ℃	3 分钟	1×
95 ℃	30 秒	30×
55 ℃	30 秒	30×
72 ℃	1 分钟	30×
72 ℃	5 分钟	30×

(5)PCR 完成后,用 1‰凝胶电泳鉴定,在 130 V 的条件下,25 分钟后凝胶成像,约在 300 bp 处有条带出现。

5.单克隆扩大培养与质粒提取

挑取单一菌落于含有氨苄抗性的 LB 液体培养基中,37 ℃摇床培养过夜,按照试剂说明书进行质粒提取操作。

第五节 BCA 法测定蛋白质浓度

一、实验原理

二喹啉甲酸(bicinchoninic acid,BCA)法是史密斯(Z. Smith)等于 1985 年发表的一种蛋白浓度定量方法。其原理是在碱性溶液中,蛋白质中的肽键能与铜离子(Cu^{2+})反应生成亚铜离子(Cu^{+}),BCA 能与 Cu^{+} 结合形成稳定的紫蓝色复合物,在 562 nm 处有高的光吸收值并与蛋白质浓度成正比,据此可测定蛋白质浓度。

二、实验材料

1.实验器材

分光光度计、比色杯、37 ℃恒温水浴、微量移液器、离心管、振荡器。

2.试剂(可购试剂盒)

建议购买商品化的"BCA 法蛋白质含量测定试剂盒"。如需自行配制,按以下方法进行:

(1)配制氢氧化钠(NaOH)溶液:浓度为 0.2 mol/L、0.1 mol/L、2 mol/L。

(2)配制溶液 A:取 BCA 1 g,碳酸钠(Na_2CO_3) 2 g,酒石酸钠 0.16 g,NaOH 0.4 g,碳酸氢钠($NaHCO_3$) 95 g,加去离子水至 100 mL,用 NaOH 溶液(2 mol/L)调节 pH 值至 11.25,室温保存。

(3)溶液 B:取硫酸铜($CuSO_4$) 4 g,加去离子水至 100 mL,室温保存。

(4)蛋白标准品:2 mg/mL 牛血清白蛋白(bovine serum albumin, BSA)。

三、实验操作步骤

1.准备蛋白标准品

取 2 mg/mL 牛血清白蛋白溶液 250 μL,加入等体积 0.2 mol/L NaOH 溶液并混匀,配成 500 μL 浓度为 1 mg/mL 的蛋白标准品起始稀释溶液。然后,按表 1-2 制备不同浓度的蛋白标准品,每个浓度准备 3 管。

表 1-2 蛋白标准品的配制表

管号	0	1	2	3	4	5
1 mg/mL 蛋白溶液/μL	0	10	20	30	40	50
0.1 mol/L NaOH/μL	50	40	30	20	10	0

续表

管号	0	1	2	3	4	5
管内蛋内含量/μg	0	10	20	30	40	50
管内蛋白浓度/(mg/mL)	0	0.2	0.4	0.6	0.8	1

2.准备待测蛋白样品

如为液体样品,样品用 H_2O 作不同浓度的稀释(或不稀释),使样品的显色保持在可测量的范围内,加入与稀释后样品等体积的 0.2 mol/L NaOH,使 NaOH 的终浓度为 0.1 mol/L。

如为固体样品,样品以 2 mol/L NaOH 溶解,将溶解后的样品用水 10 倍稀释,再按可检测到的适宜浓度用去离子水稀释样品,使样品的显色保持在可测量的范围内,NaOH 的终浓度为 0.1 mol/L。

3.测定

(1)取 50 倍体积的 A 液,加入 1 倍体积的 B 液,迅速混匀;按照需要的总量配制工作液,配好的工作液于室温放置,应 1 天内使用。

(2)在已准备好的标准品和待测样品中各加入 1.0 mL 工作液,立即混匀。

(3)37 ℃恒温水浴 30 分钟(测量范围:20~2000 μg/mL),或室温 2 小时(测量范围:20~2000 μg/mL),或 60 ℃水浴 30 分钟(测量范围:5~250 μg/mL)。

(4)将保温后的所有试管冷却到室温,室温下读取各管在 562 nm 波长处的吸光度(A562)。

(5)将标准品管和待测样品管的读数减去空白管读数,得到校正后各管的 A562 值。

(6)用 Excel 软件,以各标准管蛋白含量为横坐标,各标准管的 A562 值为纵坐标,绘制标准曲线。

(7)根据各样品管的 A562 值,从标准曲线上查出样品的蛋白量,该数值乘以蛋白样品的稀释倍数,即为蛋白样品实际蛋白含量。

四、注意事项

(1)EDTA 等螯合剂能与 Cu^{2+} 反应,在保证样品浓度在测定范围的情况下做尽可能的稀释,降低 EDTA 的影响。

(2)某些物质仍能干扰 BCA 法,样品中如有脂类物质能明显提高吸收值,还原剂[二硫苏糖醇(DTT)、巯基乙醇]也能影响反应。

(3)过浓的待测样品需要进行稀释,一般需要做 100 倍稀释:在微量离心管管中加入 99 μL 去离子水,再加入 1 μL 的待测样品,测量结果浓度再乘以 100

还原待测样品实际浓度。

（4）稀释有以下作用：降低待测样品中干扰物的浓度，如必须使巯基乙醇的浓度＜0.01％、DTT＜1 mmol/L、十二烷基硫酸钠（SDS）＜5％、脱氧胆酸＜5％、甘氨酸＜1 mmol/L、尿素＜3 mol/L、EDTA＜10 mmol/L、氯化钠（NaCl）＜1 mol/L；使呈色后样品的吸光度落在标准曲线的中段，此处测量最可靠。

（5）温度：样品加入工作液孵育后，必须冷却到室温。最好在 10 分钟内完成所有样品的读数。尽管室温下 BCA 呈色反应还在缓慢发生，但每 10 分钟光吸收值仅增加 2.3％，因此各样品的读数误差不会太大。

（6）测定条件：待测蛋白样品与标准品处理条件应完全一致，否则结果不具可比性。

第六节　冷冻干燥技术

一、冷冻干燥机的工作原理

冷冻干燥机（见图 1-3）的工作原理是将被干燥的物品先冻结到三相点温度以下，然后在真空条件下使物品中的固态水分（冰）直接升华成水蒸气，从物品中排除，使物品干燥。在生物技术产品领域，冻干技术主要用于血清、血浆、疫苗、酶、抗生素、激素等药品的生产；在生物医学研究领域，可用于浓缩低蛋白质样品，提高低表达蛋白质样品的浓度，便于后续的研究观察。

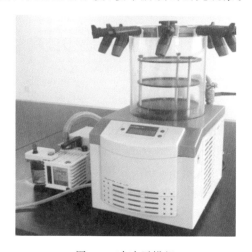

图 1-3　冷冻干燥机

二、操作方法

(1)启动真空泵前,检查出水阀是否拧紧,气阀是否关闭,有机玻璃罩与橡胶圈的接触面是否清洁无污物,密封良好。

(2)启动制冷机,预冷 30 分钟以上。

(3)将样品放入样品架,盖上有机玻璃罩,并启动真空泵。

(4)待真空冷冻干燥机数显稳定后,记录温度数值。

(5)记录停机前的温度数值,关闭真空泵,小心打开气阀,待内外气压一致时,打开有机玻璃罩,取出样品。

(6)关闭制冷机,最后关闭总电源。

(7)待冷阱中的冰完全化成水后,打开出水阀放水,并用干布清洁冷阱内壁。

三、注意事项

(1)用真空冷冻机制备样品时应尽可能扩大其表面积,其中不得含有酸碱物质和挥发性有机溶剂。

(2)样品必须完全冻结成冰,如有残留液体会造成气化喷射。

(3)真空冷冻干燥机冷阱温度约为 $-65\ ℃$,使用时应戴保温手套防止冻伤。

(4)一般真空冷冻干燥机不能连续使用超过 48 小时。

第七节　蛋白质印迹实验

一、实验原理

蛋白质印迹法是由瑞士米歇尔弗雷德里希生物研究所(Friedrich Miescher Institute)的哈里·托宾(Harry Towbin)在 1979 年提出的。在尼尔·伯奈特(Neal Burnette)于 1981 年所著的《分析生物化学》(*Analytical Biochemistry*)中首次被称为"Western Blot"。蛋白印迹(Western Blot)法是将电泳分离后的细胞或组织总蛋白质从凝胶转移到固相支持物硝酸纤维素(nitrocellulose,NC)膜或偏二氟乙烯(polyvinylidene difluoride,PVDF)膜上,然后用特异性抗体检测某特定抗原的一种蛋白质检测技术,现已广泛应用于基因在蛋白水平的表达研究、抗体活性检测和疾病早期诊断等多个方面。

Western Blot 法与 DNA 印迹(Southern Blot)法或 RNA 印迹(Northern

Blot)法类似,但 Western Blot 法采用的是聚丙烯酰胺凝胶电泳,被检测物是蛋白质,"探针"是抗体,"显色"用标记的二抗。经过 PAGE(聚丙烯酰胺凝胶电泳)分离的蛋白质样品,转移到固相载体(例如 NC 膜或 PVDF 膜)上;固相载体以非共价键形式吸附蛋白质,且能保持电泳分离的多肽类型及其生物学活性不变。固相载体上的蛋白质或多肽作为抗原,与对应的抗体起免疫反应,再与酶标记的第二抗体起反应,经过底物显色以检测电泳分离的特异性目的基因表达的蛋白成分及其表达量。

二、实验材料

1.器材

非接触式超声破碎仪、高速台式低温离心机、高温金属浴、微量加样器、垂直电泳槽、电泳仪、十二烷基硫酸钠-聚丙烯酰胺凝胶电泳(SDS-PAGE)分离装置(见图 1-4)、摇床、蛋白质湿电转移装置(见图 1-5)、美国伯乐公司(Bio-Rad)电转专用滤纸、PVDF 膜、50 mL 离心管、10 cm 培养皿、分子杂交仪、多色荧光成像系统。

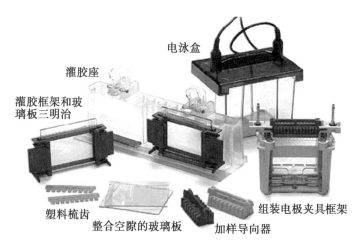

图 1-4 SDS-PAGE 分离装置

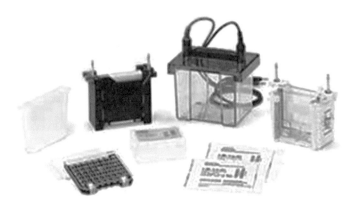

图 1-5　蛋白质湿电转移装置

2.试剂

(1)总蛋白提取细胞裂解缓冲液(radioimmunoprecipitation assay buffer, RIPA buffer)和蛋白酶抑制剂混合液(protease inhibitor cocktail),建议购买商品化的试剂。临用前按 100 μL/mL 的浓度将蛋白酶抑制剂混合液加入 RIPA 缓冲液中。

(2)30% 丙烯酰胺:将 29 g 丙烯酰胺和 1 g N,N-亚甲双丙烯酰胺溶于总体积 60 mL 水中,溶解后加水至终体积 100 mL,用 0.45 μm 孔径过滤除菌,置于棕色瓶中,保存于室温。

注意:丙烯酰胺有神经毒性并可通过皮肤吸收,作用具累积性,配制时应戴手套和口罩;聚丙烯酰胺无毒。

(3)浓缩胶缓冲液[1.0 mol/L Tris-HCl(pH 值为 6.8)]:6.06 g Tris 溶解在40 mL水中,用 4 mol/L 氯化氢(HCl)调至 pH 值为 6.8,加水到 50 mL,在 4 ℃条件下保存。

注:浓盐酸浓度为 12 mol/L,需稀释再用。

(4)10% 过硫酸铵:1 g 过硫酸铵溶于水至终体积为 10 mL。该溶液可在 4 ℃保存 2 周左右,超期限会失去催化作用。

(5)TEMED:购买后可直接使用。

(6)5×Tris 甘氨酸 SDS 电泳缓冲液:取 Tris 3.78 g、甘氨酸 23.5 g、SDS 1.25 g,加水到 250 mL 溶解,应用时稀释 5 倍。

(7)5×SDS-PAGE 上样缓冲液:取 0.5 g SDS、25 mg 溴酚蓝、2.5 mL 甘油,加去离子水定容至 5 mL,每份 0.5 mL 分装,用前每份中加入 25 μL β-巯基乙醇。未加 β-巯基乙醇前,可在室温长期保存;加入 β-巯基乙醇后,可在室温保存 1 个月左右。

（8）抗靶蛋白特异性抗体（一抗），临用前按 1∶1000 稀释于封闭液中。

（9）偶联辣根过氧化物酶偶联的二抗，临用前按 1∶1000 稀释于封闭液中。

（10）转移缓冲液：取 Tris 碱 3.03 g、甘氨酸 14.41 g、甲醇 200 mL，加水至 1000 mL。

（11）TBS 缓冲液：取 Tris 碱 12.114 g，NaCl 9 g，加 900 mL 去离子水溶解，浓盐酸调 pH 值至 7.5，定容至 1000 mL，在 4 ℃条件下贮存。

（12）TTBS 缓冲液（洗涤液）：取 TBS 缓冲液 500 mL，山梨醇酯-20（Tween-20）0.5 mL，充分混匀，在 4 ℃条件下贮存。

（13）封闭液：取 5 g 脱脂奶粉溶于 100 mL TTBS 缓冲液中，现用现配。

（14）增强型化学发光（enhanced chemiluminescence，ECL）试剂盒：可购买商品化 ECL 试剂盒。

（15）磷酸盐缓冲溶液（phosphate buffered saline，PBS）：在 800 mL 去离子水中溶解 8 g NaCl、0.2 g 氯化钾（KCl）、1.42 g 磷酸二氢钠（Na_2HPO_4）和 0.27 g 磷酸二氢钾（KH_2PO_4），用 HCl 调节溶液的 pH 值至 7.4，加水定容至 1 L，高温高压灭菌后，室温保存，使用时应在超净台内无菌操作、避免污染。

（16）0.25% 考马斯亮蓝染色液（选配）：1.25 g 考马斯亮蓝 R250，溶于 227 mL 水中，加甲醇 227 mL，加冰醋酸 46 mL。

三、实验操作

1.裂解细胞提取总蛋白

（1）裂解贴壁生长细胞提取总蛋白：

①弃除培养基，用 PBS 清洗细胞 2 次；加入 1.5～3 mL 预冷的 RIPA 缓冲液，用细胞刮刀或细胞铲刀在 RIPA 缓冲液中直接收获细胞。

注：以上这种用细胞刮刀在 RIPA 缓冲液中直接收获细胞的方法避免了消化法造成细胞膜蛋白的破坏或丢失，特别是对细胞膜蛋白进行的研究必须用细胞刮刀收获细胞，而不能用消化、离心法收获细胞。

②将 RIPA 缓冲液和收获细胞转移至离心管中，用非接触式超声破碎仪 4 ℃破碎细胞 10 分钟或用涡旋振荡仪破碎细胞 10 次，每次 30 秒钟，两次之间冰浴降温 2 分钟。在 4 ℃、12000 r/min 条件下离心 10 分钟，将细胞裂解液上清吸入新的离心管中，BCA 法测定蛋白质浓度。

（2）裂解悬浮生长细胞提取总蛋白：

①在室温：800 r/min 条件下离心 5 分钟，弃培养液上清；用 1×PBS 洗涤细胞沉淀，800 r/min 离心 5 分钟，弃上清。

②破碎悬浮细胞的方法与破碎贴壁细胞的方法相同，用 BCA 法测定蛋白

质浓度。

2.垂直板状 SDS-PAGE 凝胶的灌制

(1)安装:将 2 块玻璃板洗净后,经去离子水冲洗、75％乙醇棉球擦拭、风干后,按产品说明书安装玻璃板,并用去离子水检查是否漏液,再用滤纸擦干。

(2)制备分离胶:根据待分离蛋白质分子量的大小,按照表 1-3 配制合适浓度的分离胶。凝胶液加入 TEMED 后立即混匀,灌入已安装好的 2 块玻璃板间隙中,留出浓缩胶所需空间,即特氟龙(Teflon)梳齿长度再加 1 cm,用吸管沿玻璃板壁小心滴加一层正丁醇或去离子水封顶。分离胶凝聚后,与覆盖液之间形成明显的分界线,倾去覆盖液,用滤纸吸干残留液体。

表 1-3　聚丙烯酰胺凝胶电泳不同浓度分离胶的配制

溶液	不同浓度的凝胶中各成分所需体积/mL				
	6％	8％	10％	12％	15％
H_2O	5.2	4.6	5.8	3.2	2.2
30％丙烯酰胺	2.0	2.6	3.4	4.0	5.0
分离胶缓冲液	2.6	2.6	2.6	1.3	2.6
10％ SDS	0.1	0.1	0.1	0.1	0.1
10％ 过硫酸铵	0.1	0.1	0.1	0.1	0.1
TEMED	0.008	0.008	0.008	0.008	0.008

(3)制备浓缩胶:配制 5 mL 浓缩胶(配方为 H_2O 3.4 mL、30％ 丙烯酰胺 0.83 mL、浓缩胶缓冲液 0.63 mL、10％ SDS 0.05 mL、10％过硫酸铵0.05 mL、TEMED 0.005 mL)。将配制好的浓缩胶溶液快速混匀后,直接灌注到已聚合的分离胶上,并立即在浓缩胶溶液中插入 Teflon 梳子,避免气泡产生。

(4)浓缩胶聚合完全后,将凝胶玻璃板固定于电泳装置上,放入电泳槽内,小心拔出浓缩胶梳子。在上下槽中加入 1×Tris 甘氨酸 SDS 电泳缓冲液,使电泳装置底部的电极丝浸于缓冲液中。

3.蛋白质样品电泳

(1)样品制备:向蛋白样品中加入 1/5 体积的 5×SDS 电泳样品缓冲液,100 ℃加热 3～5 分钟,10000 g 离心 10 分钟,取上清进行 SDS-PAGE 分离。

(2)加样:分别吸取蛋白质分子量标准品和已处理好的待测蛋白样品5～10 μL,按预定顺序,小心地把蛋白质分子量标准品和样品加在电泳槽里(见图1-6)。

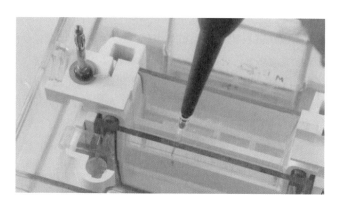

图 1-6 蛋白质样品加样

（3）电泳：将电泳装置的正负极与电泳仪的正负极相连。电泳时，浓缩胶电压 60 V，分离胶电压 100 V，电泳至溴酚蓝到达分离胶的底部时停止。电泳结束后，从电泳装置上卸下玻璃板，取出凝胶。

4.将蛋白质从凝胶电转移至固相基质

（1）电泳结束后取出凝胶，切去浓缩胶，将分离胶浸泡于转移缓冲液中。

（2）准备与胶同样大小的 PVDF 膜 1 张和 Bio-Rad 电转专用滤纸 2 张，浸泡于转移缓冲液中。

（3）湿转：取转移缓冲液浸泡过的 1 张 Bio-Rad 电转专用滤纸，放于电转塑料板夹阴极（黑色）的海绵垫片上，将浸泡好的凝胶放于其上，再将 PVDF 膜置于凝胶上，上面再放 1 张 Bio-Rad 电转专用滤纸和海绵垫片。叠放过程中，滤纸、胶与膜应对齐，并排尽气泡。叠放完成后，关闭塑料板夹，将塑料板夹浸泡于装有转移缓冲液的电泳槽中，使凝胶靠近电源负极，PVDF 膜靠近电源正极。将电泳槽放入冰浴中，以保证整个电转移过程在低温下进行。接通电源，恒压 100 V 转移 1 小时。

5.免疫检测

（1）封闭 PVDF 膜：将硝酸纤维素膜放入平皿中，加适量封闭液（TTBS＋5％脱脂奶粉），室温下平摇 60 分钟或 4 ℃平摇过夜。

（2）一抗杂交：在一支 50 mL 的离心管中，用封闭液按 1：1000 的比率稀释抗靶蛋白特异性抗体（一抗）；将 PVDF 膜卷入该离心管中，使 PVDF 膜正面（电转时贴于凝胶的一面）朝向一抗稀释液，而 PVDF 膜反面贴于离心管的管壁上。然后，将离心管水平安装到分子杂交仪的转轮上，打开分子杂交仪，于室温杂交反应 1～2 小时后，将 PVDF 膜放入平皿中，用 TTBS 缓冲液洗膜 4 次，每次平摇 10～15 分钟。

（3）二抗杂交：在一支 50 mL 的离心管中，用封闭液按 1∶1000 的比率稀释偶联辣根过氧化物酶（HRP）的二抗，将 PVDF 膜卷入该离心管中，使 PVDF 膜正面（电转时贴于凝胶的一面）朝向二抗稀释液，而 PVDF 膜反面贴于离心管的管壁上。然后，将离心管水平安装到分子杂交仪的转轮上，打开分子杂交仪，于室温杂交反应 1～2 小时后，将 PVDF 膜放入平皿中，用 TTBS 缓冲液洗膜 4 次，每次平摇 10～15 分钟。

（4）ECL 试剂：辣根过氧化物酶化学发光底物是由一个稳定的过氧化物溶液和一个增强的鲁米诺溶液组成的双组分体系，将两种组分等体积混合便可制备得到工作溶液。按照 ECL 试剂盒厂家说明书，配制 1.5 mL HRP 化学发光工作溶液，用微量移液器将工作溶液逐滴均匀地滴加到平皿中的 PVDF 膜上，立即用化学发光成像系统或多色荧光成像系统拍照、分析；或于暗室条件下压 X 线片，曝光适当时间，再进行显影、定影。

四、注意事项

（1）丙烯酰胺和亚甲基双丙烯酰胺具有神经毒性，可通过皮肤吸收，实验人员应注意防护。聚丙烯酰胺无毒，但难免有少量未能聚合的丙烯酰胺单体，故在整个操作过程中都应戴无粉手套、戴口罩。

（2）室温较低时，TEMED 可加量。

（3）电转移效率是蛋白质印迹实验的关键质量控制点之一，延长转膜时间，样品蛋白质可能穿透 PVDF 膜而丢失（尽管 PVDF 膜损失蛋白较硝酸纤维素膜少）；缩短转膜时间，则样品蛋白质转移不完全。实验人员可用 0.25% 考马斯亮蓝对电转移后的凝胶进行染色，判断蛋白质的转移效率。

（4）一抗和二抗浓度的选择应根据检测方法而定，这是蛋白质印迹实验的又一个质量控制点。抗体浓度过高，检测到的背景脏、信噪比小；而抗体浓度过低，则可能检测不到信号。一般来说，ECL 检测使用的抗体浓度较低，而酶显色检测需要的抗体浓度较高。

注：酶显色法现已基本淘汰。

第八节　免疫共沉淀分析

一、免疫共沉淀分析法原理

免疫共沉淀（co-immunoprecipitation，co-IP）以抗体和抗原之间的特异性结合为基础，用于测定蛋白质相互作用，是确定两种蛋白质在完整细胞内生理性相互作用的有效方法。

免疫共沉淀的基本原理是：在保持蛋白质相互作用的条件下收获并裂解细胞，在细胞裂解液中加入针对一种已知蛋白的特异性抗体，孵育后再加入可与抗体结合的蛋白 A 琼脂糖微珠或蛋白 G 琼脂糖微珠沉淀收获抗原抗体复合物；若细胞中存在着与此已知蛋白相结合的目标蛋白，就可以与上述抗原抗体复合物共同被沉淀下来，形成"目标蛋白-已知蛋白-抗已知蛋白抗体-蛋白 A 微珠/蛋白 G 微珠"复合物；经 SDS-PAGE 后，复合物可被分离，再经免疫印迹或质谱鉴定出目标蛋白。这种方法常用于测定两种蛋白质是否在体内结合，常使用针对这两种蛋白的抗体分别进行 co-IP，以相互印证。

免疫共沉淀技术的优点是：①得到的蛋白相互作用是在细胞内天然形成的，反映的是细胞的生理状态；②可以分离得到天然状态的蛋白复合物。其缺点是：①可能检测不到低亲和力和瞬时蛋白质-蛋白质相互作用；②不能证明两种蛋白质的直接结合，其他分子可能起到桥梁作用；③依赖于高质量的可用于免疫沉淀的特异性抗体。

二、co-IP 实验主要步骤

（1）细胞总蛋白的提取：

①待直径 10 cm 培养皿中的细胞融合度达到 80%。

②将细胞培养皿放于冰上，用预冷的 PBS 洗培养皿 3 次。

③向培养皿中加入 RIPA 细胞裂解液（按 1∶100 加入蛋白酶抑制混合液），放置冰上孵育 10 分钟。

④用细胞刮刀将细胞刮起，然后将其移入预冷的离心管中。

⑤用非接触式超声细胞裂解仪于 4 ℃超声裂解细胞 3 分钟。

⑥在预冷的 4 ℃离心机内以转速 14000 g 离心 15 分钟，取上清液，即刻移到新的预冷离心管中（注意勿碰触沉淀团）。

⑦细胞总蛋白提取液可于−80 ℃条件下长期储存备用。

（2）用 BCA 法测定蛋白浓度（见本章第五节）。

（3）用 2 μL 同型对照（isotype control）抗体和 10 μL 蛋白 A 微珠（protein A beads）或蛋白 G 微珠（protein G beads）分别对 500 μg 细胞蛋白提取液进行预清洗 2 小时。

（4）在 4 ℃、1200 r/min 条件下离心 1 分钟，沉淀微珠用作同型对照（isotype control）的 Western blot 实验分析。（见本章第七节）取上清液，在上清液中加入 7.5 μg 抗目标蛋白的抗体，同时加入 50 μL 蛋白 A 微珠（protein A beads）或蛋白 G 微珠（protein G beads），于 4 ℃条件下孵育 2 小时。

(5)于 4 ℃、1200 r/min 条件下离心 1 分钟后,弃上清,用蛋白裂解液清洗蛋白微珠 3 次,再用蛋白 SDS-PAGE 上样缓冲液重悬沉淀,混匀后立即用金属浴 100 ℃加热 5 分钟,进行 Westen blot 实验分析(见本章第七节)。

第二章　细胞生物学常用实验技术

细胞生物学是以细胞为研究对象,从细胞的整体水平、亚显微水平、分子水平三个层次,以动态的观点,研究细胞和细胞器的结构和功能、细胞的生活史以及各种生命活动规律的学科。细胞生物学是现代生命科学的前沿分支学科之一,主要是从细胞的不同结构层次来研究细胞的生命活动的基本规律。从生命结构层次看,细胞生物学位于分子生物学与发育生物学之间,同它们相互衔接,互相渗透。细胞生物学运用近代物理学和化学的技术成就和分子生物学的方法、概念,在细胞水平上研究生命活动的科学,其核心问题是遗传与发育的问题。

本章将介绍口腔生物医学研究中常用的细胞生物学实验技术,包括细胞培养的无菌操作技术,细胞培养基、血清和抗生素,常用原代细胞培养方法,贴壁细胞的传代、冻存和复苏,常见细胞培养污染处理方法,常用培养细胞染色方法,细胞活性检测,流式细胞术;并着重介绍各种细胞生物学实验技术的原理、实验方法、实验室具体操作步骤和实验注意事项。

第一节　细胞培养的无菌操作技术

对于体外培养的细胞,防止细胞污染是重中之重,要求操作者在每一步都做到操作规范,按照无菌操作原则进行实验,尽可能避免污染的发生。

一、实验前准备

实验前熟悉操作内容,将需要用到的试剂或材料准备好,通过不同传递窗传入操作室,避免频繁往返拿取材料增加污染的机会。

二、个人防护

操作者必须在平台入口更换专用手术服和拖鞋(或穿鞋套)后方可进入平

台内进行操作,实验前应戴上手套、口罩、帽子,并在手套上喷 75％酒精进行消毒(见图 2-1 A);避免在实验操作中裸手操作实验,避免裸手和不戴口罩打开二氧化碳培养箱拿取细胞(见图 2-1 B、C)。

三、消毒

1.实验材料的消毒

使用的移液器吸头、手术器械等,需要经高压灭菌后通过专门的传递窗传入平台或储存。一般高压后 7 天内的移液器吸头可重复使用,超过 7 天未使用完也建议重新装盒高压灭菌后使用;手术器械建议现用现高压灭菌,存放超过 2 天的手术器械盒建议重新高压灭菌后使用。

2.操作室消毒

操作室每天用 0.2％苯扎溴铵拖洗地面一次,拖布为专用;实验前打开房间紫外灯照射 30 分钟。

3.超净工作台的消毒

(1)实验前,用 75％酒精擦拭超净工作台的台面,放置实验物品后,打开紫外灯照射 30 分钟,照射完毕开始实验时,按照超净工作台设置,打开风机运转 3 分钟后方可使用。

(2)超净工作台上的实验物品按操作区、无菌物品区、试剂区、废液区等分区放置,避免使用时污染;细胞切勿放置于紫外灯下照射,操作者也避免在紫外灯下照射。

(3)实验过程中,有需要放入超净工作台上的物品,必须先用 75％酒精擦拭后方可放入。

(4)每次只处理一种细胞株,避免交叉污染;实验完毕后,所有实验物品均在超净工作台上封好口再拿出,最后经传递窗分别传递出操作室,废液桶和废液瓶只能通过废液废物传递窗传出操作室;实验完毕清理完超净工作台后,必须用纯净水擦拭台面,再用 75％ 酒精对台面消毒后方可离开。

(5)操作倒置显微镜电脑时,操作人员勿戴手套,避免人手的交叉污染(见图 2-1 D)。

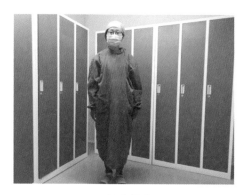

A.标准着装

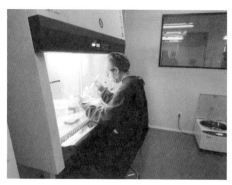

B.超净工作台上

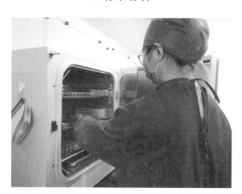

C.CO_2 培养箱

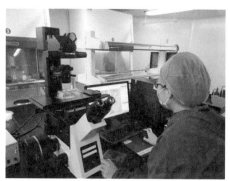

D.倒置荧光显微镜

图 2-1 细胞培养的无菌操作技术

四、物品传递

实验物品包括实验废物的传递均应通过不同传递窗进行,避免交叉污染,高压灭菌后的物品通过无菌物品传递窗;试剂等通过连通操作室的双向传递窗;废液废物通过连同洗消间垃圾桶的废液废物传递窗。

第二节 细胞培养基、血清和抗生素

一、常用培养基种类

经典的培养基有很多种,其中 RPMI 1640、MEM 、DMEM/F12 都是应用最广泛的培养基。其具体的特征及应用如下:

1.BME 细胞培养基

基础伊戈尔(Eagle)培养基(basal medium Eagle,BME),1955 年由 Eagle 设计,包含平衡盐溶液(BSS)、12 种氨基酸、谷氨酰胺、8 种维生素。其简单、便于添加,适于各种传代细胞系和特殊研究用,在此基础上改良的细胞培养基品种有 MEM、DMEM、IMDM 等。

2.MEM 细胞培养基

MEM 细胞培养基又称"低限量 Eagle 培养基"(minimal essential medium,MEM),1959 年在基础Eagle培养基(BME)上修改而来,删去赖氨酸、生物素,氨基酸浓度增加,适合多种细胞单层生长,有可高压灭菌品种,是一种最基本、试用范围最广的培养基。但因其营养成分所限,针对生产之特定细胞培养与表达时,并不一定是使用效果最佳或者最经济的培养基。

3.DMEM 细胞培养基

DMEM 细胞培养基是由杜尔贝科(Dulbecco)改良的 Eagle 培养基,起初是为小鼠成纤维细胞设计的。DMEM 的氨基酸浓度是 MEM 的两倍,维生素浓度是 MEM 的 4 倍,采用双倍的 $NaHCO_3$ 和 CO_2 浓度,能起到更好的缓冲作用。最初的配方中葡萄糖含量为 1000 mg/L,后来为了某些细胞的生长需要,将葡萄糖含量又调整为 4500 mg/L,这就是大家常说的低糖和高糖。低糖适于依赖性贴壁细胞培养,特别适用于生长速度快、附着性较差的肿瘤细胞培养。高糖更适合高密度悬浮细胞培养,也适用于附着性较差,但又不希望它脱离原来生长点的克隆培养;还可用于杂交瘤中骨髓瘤细胞和 DNA 转染的转化细胞的培养,例如中国仓鼠卵巢(Chinese Hamster Ovary,CHO)细胞表达生产乙肝疫苗、CHO 细胞表达促红细胞生成素(EPO)等。

4.IMDM 细胞培养基

吉尔伯(Guilber)和伊斯科夫(Iscove)将 DMEM 改良为 IMDM 培养基,用于培养红细胞和巨噬细胞前体。此种培养液含有硒、额外的氨基酸和维生素、丙酮酸钠和羟乙基哌嗪乙硫磺酸缓冲剂(HEPES),并用硝酸钾取代了硝酸铁。IMDM 还能够促进小鼠 B 淋巴细胞、脂多糖(LPS)刺激的 B 细胞、骨髓造血细胞、T 细胞和淋巴瘤细胞的生长。IMDM 为营养非常丰富的培养液,可以用于高密度细胞的快速增殖培养。

5.RPMI-1640 细胞培养基

摩尔(Moore)等人于 1967 年在罗斯韦尔·帕克纪念研究所(Roswell Park memorial institute,RPMI)研制成功 RPMI-1640 培养基,针对淋巴细胞培养设计,含 BSS、21 种氨基酸、11 种维生素等。现其也用于悬浮细胞培养,如哺乳动物、特殊造血细胞、正常或恶性增生的白细胞、杂交瘤细胞的培养,其他像 K-

562、HL-60、尤尔卡特(Jurkat)、达乌迪(Daudi)、IM-9 等成淋巴细胞、T 细胞淋巴瘤细胞以及人结直肠腺癌细胞(HCT-15 细胞)等的培养均可参考使用。

6.Ham F10 细胞培养基

其在 1963 年由哈姆(Ham)设计而成,含微量元素,可在血清含量低时用,适用于克隆化培养。F10 适用于仓鼠、人二倍体细胞,特适于羊水细胞培养。

7.DMEM/F12 细胞培养基

达姆(Dam)F12 培养基是为在低血清浓度下克隆 CHO 细胞而设计的,现在也广泛应用于克隆形成率的分析及原代培养。F12 还可以与 DMEM 等体积混合使用,得到一种高浓度与成分多样化相结合的产物,这种培养基已应用于许多原代培养及更难养的细胞系的培养。由于其营养成分丰富,且可以使用较少血清,故也常作为无血清培养基的基础培养基。

8.M199 细胞培养基

这是在 1950 年由摩根(Morgan)等设计的具有确定化学成分的细胞培养液。其组成除 BSS 外,含有 53 种成分,为全面培养基,主要用于鸡胚成纤维细胞培养。此培养液必须辅以血清才能支持长期培养。M199 可用于培养多种种属来源的细胞,并能培养转染的细胞。现广泛用于病毒学、疫苗生产。

9.MeCoy5A 培养基

这是 1959 年由梅科伊(MeCoy)为肉瘤细胞设计的培养基,包含 BSS 和 40 种成分,可支持多种(如骨髓、皮肤、肺和脾脏等)的原代移植物的生长。此培养基除适于一般的原代细胞培养外,主要用于作组织活检培养、一些淋巴细胞培养以及一些难培养细胞的生长支持,例如 Jensen 大鼠肉瘤成纤维细胞、人淋巴细胞、HT-29、BHL-100 等上皮细胞。

10.L15 细胞培养基

L15 培养液适用于快速增殖瘤细胞的培养,用于在 CO_2 缺乏的情况下培养肿瘤细胞株。此培养液采用磷酸盐缓冲体系,氨基酸组成进一步改良,并由半乳糖替代了葡萄糖。

二、培养基成分

细胞培养基的种类很多,按其来源分为合成培养基和天然培养基(目前使用的培养基绝大部分是合成培养基),按其物质状态分为干粉培养基和液体培养基两类。干粉培养基需由实验者自己配制并灭菌,液体培养基由专业商家提供,用户可直接使用,非常方便。合成培养基的主要成分如下:

1.氨基酸

氨基酸是组成蛋白质的基本单位。不同种类的细胞对氨基酸的要求各异,但有几种氨基酸细胞自身不能合成,必须依靠培养液提供,这几种氨基酸称为必需氨基酸。其中谷氨酰胺是细胞合成核酸和蛋白质必需的氨基酸,在缺少谷氨酰胺时,细胞会因生长不良而死亡。因此,各种培养液中都有较大量的谷氨酰胺。但是,由于谷氨酰胺在溶液中很不稳定,所以应置于-20 ℃冰箱中保存,在使用前加入培养液内。已含谷氨酰胺的培养液在 4 ℃冰箱中储存 2 周以上时,还应重新加入原来量的谷氨酰胺。

2.糖类

糖类是细胞生长主要能量来源,其中有的是合成蛋白质和核酸的成分。实验中常用的糖类主要有葡萄糖、核糖、脱氧核糖等。

3.无机盐

培养液中无机盐的主要功能是帮助细胞维持渗透压平衡。此外,通过提供钠离子、钾离子和钙离子,帮助细胞调节细胞膜功能。培养液的渗透压是一个非常重要的因素,细胞通常可耐受 $260\sim320$ mOsm/kg。标准培养液的渗透压在此范围内波动。

4.缓冲系统

大多数细胞所需 pH 值在 $7.2\sim7.4$,但是细胞培养最适 pH 值随培养的细胞种类不同而不同。成纤维细胞喜欢较高 pH 值($7.4\sim7.7$),而传代转化细胞系则需要偏酸 pH 值($7.0\sim7.4$)。由于多数培养液靠 $NaHCO_3$ 与 CO_2 体系进行缓冲,因此,气相中的 CO_2 浓度应与培养液中碳酸氢钠浓度相平衡。如果气相或培养箱空气中 CO_2 浓度设定在 5%,那么培养液中 $NaHCO_3$ 的加入量为应1.97 g/L;如果 CO_2 浓度维持在 10%,那么培养液中 $NaHCO_3$ 的加入量应为3.95 g/L。

细胞培养瓶盖不应拧得太紧,以保证气体交换。HEPES 是一种非离子缓冲液,在 pH 值 $7.2\sim7.4$ 范围内具有较好的缓冲能力,但是非常昂贵,在高浓度时对一些细胞可能有毒。HEPES 缓冲液可与低水平的碳酸钠(0.34 g/L)共用,以抵消因额外加入 HEPES 引起的渗透压增加。在这种培养条件下,细胞培养瓶的盖子应拧紧,以防止培养液中所需的少量碳酸盐散入空气中。大多数培养液中含有酚红作为 pH 值指示剂,使酸性培养液呈橙黄色,碱性培养液呈深红色。

5.维生素

在细胞培养中,尽管血清是维生素重要来源,但是许多培养基中添加了各种维生素以适合更多的细胞系生长。

6.其他成分

在一些较为复杂的培养液中还包括其他一些成分。例如在杂交瘤技术中常用的 DMEM 培养液,使用时还需要补加丙酮酸钠和 2-巯基乙醇(2-Mercaptoethanol,2-Me),2-Me 对细胞生长有很重要的作用。有人认为它相当于胎牛血清,有直接刺激细胞增殖作用。2-Me 的活性部分是硫氢基,其中一个重要作用是使血清中含硫的化合物还原成谷胱甘肽,能诱导细胞的增殖,为非特异性的激活作用。同时避免过氧化物对培养细胞的损害。另一个重要作用是促进分裂原的反应和 DNA 合成,增加植物凝集素(PHA)对淋巴细胞的转化作用,已广泛应用于杂交瘤技术,也开始用于一些难以培养的细胞。2-Me 是一种小分子还原剂,极易氧化;分子量为 78.13;纯的 2-Me 是一种无色有刺激味的液体,常用终浓度为 5×10^{-5} mol/L。2-Me 常配制成 0.1 mol/L 的储存液,用时每升培养液加 0.5 mL。

三、培养基的选择

至于选择何种培养基并没有一定的标准,有几点建议可供参考:

(1)建立某种细胞株所用的培养基应该是培养这种细胞首选的培养基。

(2)其他实验室惯用的培养基不妨一试,许多培养基可以适合多种细胞。

(3)应根据细胞株的特点、实验的需要来选择培养基,如小鼠细胞株多选 RPMI-1640。

(4)用多种培养基培养目的细胞,观察其生长状态,可以用生长曲线、集落形成率等指标判断,根据实验结果选择最佳培养基,这是最客观的方法,但比较烦琐。

四、培养基保存

1.液体培养基保存

液体培养基应于 4 ℃的冰箱中避光保存,实验前放入 37 ℃的环境中预热 30～40 分钟。未加血清液体培养基有效期为 12 个月。液体培养基中的 L-谷氨酰胺会随着储存时间的延长而慢慢分解。如果细胞生长不良,可以再添加适量 L-谷氨酰胺。

2.干粉培养基保存

干粉培养基可在 4 ℃的冰箱中避光保存,有效期 36 个月。

五、抗生素选用

细胞培养中常用的抗生素为青霉素和链霉素,俗称的"双抗",用于预防大多数微生物污染。青霉素使用终浓度为 100 U/mL,链霉素为 100 μg/mL。

六、血清的种类和使用注意事项

细胞培养液中添加的血清有牛血清、马血清、人血清等,其中牛血清是最常用的血清,分为胎牛血清和新生小牛血清。胎牛血清是从母牛剖腹取出的胎牛中分离出的血清,价格昂贵。新生小牛血清是从刚出生的尚未哺乳的小牛中分离出来的血清,如厂家能做到这一点,新生小牛血清的质量与胎牛血清的质量相差不大。如小牛出生后已哺乳,从这种小牛中取出的血清中可能含有较多的生物活性物质,其质量明显不如前两种。

血清的质量、种类及使用的浓度都有可能影响细胞的生长,而不同批次的血清支持细胞生长的能力也不同,尤其是对克隆细胞的生长,某些批次血清可能含有毒性或抑制细胞生长的物质。因此,在购买大量血清之前,必须对血清支持细胞生长能力进行检测,然后再大量购买质量好的同一批号的血清,并注意以下几点:

(1)需要长期保存的血清必须储存于$-70\sim-20$ ℃的低温冰箱中,在4 ℃的冰箱中保存时间切勿超过1个月。由于血清结冰时体积会增加约10%,因此,血清在冻入低温冰箱前,必须预留一定体积空间,否则易发生污染或玻璃瓶冻裂。

(2)一般厂商提供的血清为无菌,无需再过滤除菌。如发现血清有悬浮物,则可将血清加入培养液内一起过滤,切勿直接过滤血清。

(3)瓶装血清解冻需采用逐步解冻法:$-70\sim-20$ ℃低温冰箱中的血清放入4 ℃的冰箱中溶解1天。然后移入室温,待全部溶解后再分装。在溶解过程中需不断轻轻摇晃均匀(小心勿造成气泡),使温度与成分均一,减少沉淀的发生。切勿直接将血清从-20 ℃环境进入37 ℃环境解冻,温度改变太大,容易造成蛋白质凝集而出现沉淀。

(4)热灭活是指在56 ℃的条件下,加热30分钟已完全解冻的血清,加热过程中需规则摇晃均匀。此热处理的目的是使血清中的补体成分灭活。除非必须,一般不建议做此热处理,因为热处理会造成血清沉淀物显著增多,而且还会影响血清的质量。补体参与的反应有细胞毒作用,平滑肌细胞收缩,肥大细胞和血小板释放组胺,增强吞噬作用,促进淋巴细胞和巨噬细胞发生化学趋化和活化。

(5)切勿将血清在37 ℃的环境下放置太久,否则血清会变得浑浊,同时血清中的有效成分会被破坏而影响血清质量。

(6)血清中的沉淀物絮状物:主要是血清中的脂蛋白变性及解冻后由血清中的纤维蛋白形成。这些絮状物不会影响血清本身的质量,可在3000 r/min的条件下离心5分钟去除,也可不用处理。

（7）显微镜下的"小黑点":经过热处理过的血清,沉淀物的形成会显著增多。有些沉淀物在显微镜下观察象"小黑点",常误认为血清受污染。一般情况下,此小黑点不会影响细胞生长,但如果怀疑血清质量,则应立即停止使用,更换另一批号的血清。

第三节　常用原代细胞培养方法

原代培养是指由体内取出组织或细胞进行的首次培养,也叫初代培养。原代培养离体时间短,遗传性状和体内细胞相似,适于进行细胞形态、功能和分化等研究。较为严格地说,这是指成功传代之前的培养,此时的细胞保持原有细胞的基本性质,如果是正常细胞,仍然保留二倍体数。但实际上,通常把第一代至第十代以内的培养细胞统称为原代细胞培养。最常用的原代细胞培养法有组织块培养法和分散细胞培养法。

一、原代大鼠成骨细胞培养方法

1.实验前准备

乳鼠、无菌眼科镊、眼科剪、烧杯、直径 10 cm 培养皿、高糖 DMEM、胎牛血清、0.25％胰酶、PBS、双抗、Ⅰ型或者Ⅱ型胶原酶、改良最低基础培养基（α-MEM）等。

2.实验步骤

（1）组织块法:

①取 1～5 日龄新生 SD 大鼠 10 只,断颈处死,置于 75％酒精浸泡 3～5 分钟,然后放在超净工作台上。

②在直径为 10 cm 培养皿中,用眼科镊撕开大鼠头部皮肤,揭去头皮,取下颅骨顶骨,剔除骨膜等,放入事先加入双抗的无血清培养基的培养皿中,同法取剩余大鼠颅骨。然后将其头盖骨剪碎,移入 15 mL 离心管中。

③向离心管中加入 5 mL 0.25％ 胰酶,37 ℃水浴摇振 5～15 分钟,不断振荡,以使骨膜、纤维组织、成纤维细胞等从颅骨上脱离;弃悬液,重复以上操作,至胶状物质明显,终止消化;清洗 2～3 次,弃去培养基。

④可选:将颅骨片转入灭菌的培养皿中,用眼科剪将颅骨剪碎成小于1～2 mm³的均匀小块。

⑤将剪碎的骨片转移至培养瓶（皿）中,用移液器吸头将骨片均匀平铺在培养皿或培养瓶中,在 5％ CO_2、37 ℃的条件下培养过夜,以使组织块在培养瓶

（Ⅲ）中贴牢。

⑥将培养瓶（皿）取出，轻轻补加 2～5 mL 含有 10% 胎牛血清的 DMEM 培养基，使其不漂起，在 5% CO₂、37 ℃ 的条件下继续培养。

⑦连续观察数天，每日观察细胞爬出情况（见图 2-2），并根据情况传代、换液。当成骨细胞达到一定数量后，可传代。

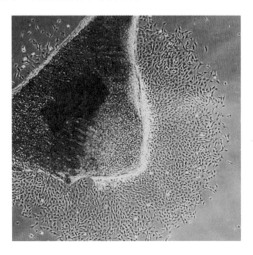

图 2-2　组织块法原代大鼠成骨细胞培养第 3 天

（2）酶解组织块法（见图 2-3）：

①取 1～5 日龄的 SD 大鼠乳鼠，脱颈处死后，置于 75% 酒精中浸泡 5 分钟。

②在超净工作台上将浸泡过的乳鼠置于无菌培养皿内，迅速用组织剪剪断颈部，分离头部组织，取颅盖骨，剔除颅盖骨表面的骨膜及结缔组织（无菌纱布块轻轻擦拭，保持湿润）。

③待骨质发白、透亮后，用含双抗的 PBS 漂洗三次。

④将处理完毕的颅盖骨置入到新皿中（1 mL PBS），用眼科剪（新）将颅盖骨剪成 0.5～1 mm³ 大小的组织块。

⑤组织块转移入装有 5 mL 无 EDTA 胰酶（每只鼠 1 mL）的 15 mL 离心管，在 37℃ 的环境下消化 20 分钟，中间振荡一次，用含血清培养基中和胰酶。

⑥取出骨片，骨片中加入 0.1% Ⅰ 型或者 Ⅱ 型胶原酶 5 mL（每只鼠 1 mL），在 37 ℃ 的环境下消化 30 分钟，中间振荡数次。

⑦培养瓶倒置，将剪碎的小组织小心地转移到 25 mL 培养瓶瓶底（朝上）内，并均匀地摆放在瓶底，组织块之间的距离约 4 mm；向瓶内加入含 10% FBS 的 α-MEM 培养基 5 mL，加盖后将培养瓶放入 5% CO₂ 饱和度、37 ℃ 的培养箱中培养。

⑧2～4 小时后小心翻转培养瓶,使培养基完全淹没组织块(不要使贴壁的组织块移动),在培养箱内继续培养(注意小骨粒贴壁的过程中,不能加入大量的培养液,只需加入少量的培养液)。

⑨前 3 天静置培养,3 天后根据细胞的生长情况可以酌情换液,但换液时不需要用 PBS 液漂洗,只需将原培养基吸出后直接加入新的培养基,勿使贴壁的组织块发生移动。

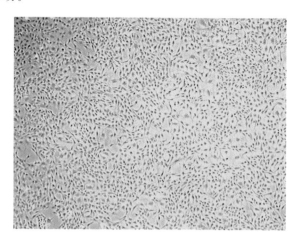

图 2-3 酶解组织块法大鼠成骨细胞培养第 7 天

3.注意事项

(1)原代细胞培养容易污染,在操作中应确保无菌,前期消毒,剔除干净,反复冲洗,加抗生素等。

(2)分次消化,不能一次性消化,否则容易出胶过多,不易清洗与分离。

(3)贴壁组织不能重叠或过密。

(4)在干贴时,时间要尽量长。

(5)组织块贴壁后加培养基动作要轻。

(6)原代培养注意观察是否有细菌、霉菌污染,一旦发现,要及时清除,防止污染传播。

(7)组织块接种 1～3 天,由于游离出的细胞较少,贴壁不牢,因此观察和移动过程要轻拿轻放。

(8)原代培养 3～5 天换液一次,去除漂浮组织块。

二、原代大鼠骨髓间充质干细胞培养方法

1.实验前准备

大鼠(2～4 周龄)、75％酒精、0.1％新洁尔灭、眼科剪、眼科镊、止血钳、5 mL注射器、培养皿、培养瓶、含 20％ FBS 的 α-MEM 完全培养液、无血清的 α-MEM培养液、无菌 PBS、离心管、吸管、无菌托盘。

2.实验步骤

(1)选取 2～4 周的大鼠,腹腔注射水合氯醛(10％水合氯醛 0.3～0.4 mL/ 100 g)致死或断颈处死,投入 0.1％新洁尔灭或置于 75％酒精中浸泡 5 分钟。

(2)准备手术器材高压灭菌,包括托盘、眼科镊、止血钳、眼科剪、含针头的 5 mL注射器等,建议多准备几把眼科镊、剪刀等常用器械;不含血清和抗生素的培养液 α-MEM;含 20％血清、1％双抗的 α-MEM 完全培养液;无菌 PBS;托盘、大皿、离心管、手套、废液缸、移液器吸头等器材。分区放置于超净工作台上,给实验台预设器材安置区、手术区、废物区等,尽可能防止污染。

(3)分离股骨:将大鼠仰面铺于超净台的消毒托盘中,用眼科镊小心剪开腹部及四肢周围皮肤,分离并取下四肢,置于不含血清的培养液的大皿中 (α-MEM)。在大皿中仔细将股骨附着的肌肉分离掉,使股骨两端暴露,过程中不断用 PBS 冲洗,分离完成后,换用新的手术器械夹持股骨,用 PBS 反复冲洗 2 分钟。

(4)取得细胞:换用新的止血钳夹住股骨并竖向放置,用新的剪刀小心地减去两侧股骨头,过程中时刻注意用过的器械和未用的器械要分开放置,不要用混,尽可能减少混入其他细胞的机会;用 5 mL 注射器吸取 5 mL 含 20％ FBS 的 α-MEM 完全培养液,针头垂直插入骨髓腔中冲洗骨髓至大皿中,再将大皿平分成 2 个培养瓶,缓慢摇匀后放入培养箱,3 天后观察并换液,细胞生长至 80％～90％融合时,按 1∶2 传代,至第 3 代可逐渐换用含 10％FBS 的α-MEM 的培养液。

(5)原代培养 24 小时后镜下可见少量单个细胞贴壁,多边形或纺锤状;3～ 5 天后细胞开始聚集,多数细胞呈梭形,少数为圆形的造血细胞(见图 2-4)。一般 10～14 天可达 80％～90％融合进行传代,传代后细胞为长梭形,增殖至细胞融合时呈旋涡状或放射状平行排列。

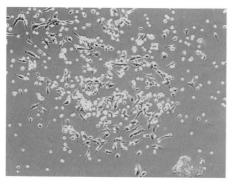 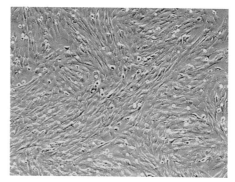

A.原代大鼠骨髓间充质干细胞培养第 3 天　　B.原代大鼠骨髓间充质干细胞培养第 6 天

图 2-4　原代大鼠骨髓间充质干细胞培养

三、原代大鼠颞下颌关节软骨细胞培养方法

1.实验前准备

大鼠、75％酒精、烧杯或其他容器(盛放酒精)、组织剪、眼科剪、培养皿、培养瓶、20％血清的 DMEM 完全培养液、含 1％ 双抗的 PBS、胰酶、Ⅱ 型胶原酶、细胞筛、离心管。

2.实验步骤

(1)取 3 周龄大鼠断颈处死,置于 75％酒精中浸泡 5 分钟。

(2)无菌操作下取出双侧颞下颌髁突软骨,去净表面软组织,置于小培养皿中,浸泡于含 1％ 双抗的 PBS 液中 1 分钟。

(3)超净台中用含 1％ 双抗的 PBS 液冲洗 3 次,将软骨剪成 1 mm³ 软骨块,置于小培养皿中。

(4)1 mL 0.25％胰酶消化,37 ℃ 孵育 10 分钟,加入 79％ DMEM＋20％ FBS＋1％双抗培养基 2 mL 终止消化,转移至离心管中,离心去上清。

(5)沉淀中加入 1 mL 0.2％Ⅱ型胶原酶,在 37 ℃ 的条件下孵育 2 小时左右,每隔 15 分钟振荡一次,待大部分软骨消化后,加入 79％ DMEM＋20％ FBS ＋1％ 双抗培养液 2 mL 终止消化,细胞筛过滤,离心,弃上清,将细胞沉淀中加入 4 mL 含 20％血清的 DMEM 完全培养液,放入培养箱中培养。

0.2％ Ⅱ型胶原酶配制:称量Ⅱ型胶原酶粉末 0.01 g,置于离心管中加入 5 mL PBS 将其溶解,一次性滤器过滤。

(6)原代培养的细胞 24 小时可见贴壁,7～10 天细胞融合可达 80％,可传代。镜下见软骨细胞呈圆形、星形、多边形,细胞之间有广泛的紧密接触,呈"铺路石样"(见图 2-5)。

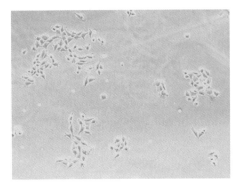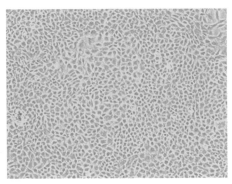

A.原代大鼠颞下颌关节软骨细胞培养第 3 天　　B.原代大鼠颞下颌关节软骨细胞培养第 7 天

图 2-5　原代大鼠颞下颌关节软骨细胞培养

四、原代人牙根尖乳头细胞的培养方法

1.实验前准备

75％酒精、眼科剪、眼科镊、培养皿、1％ Ⅰ型胶原酶、含 20％ FBS 的 MEM 完全培养液、无血清的 MEM 培养液、无菌 PBS、离心管、吸管。

2.实验步骤

(1)组织块法：

①选取未发育完成的健康智齿,牙根发育到 1/2～2/3,拔牙时带出牙根部的软组织;将取下的牙齿及根部软组织立即放入含 5％双抗的无菌 PBS 中,尽快在超净工作台上进行培养;在超净工作台上,将牙齿分离取牙根部软组织,将表面纤维组织分离后即为牙乳头组织,这一过程中保持软组织在 PBS 中处于润湿状态;另换新的 PBS 不断冲洗牙乳头组织,直至组织表面不再有血液,组织块呈白色。

②将牙乳头组织放入 1.5 mL 的离心管中,加入 PBS 覆盖组织,保持润湿状态;用眼科剪将组织剪成 0.5～1 mm³ 大小的小块,用眼科镊将组织接种于 25 mL 的培养瓶中,紧贴底壁铺开,组织块间隔越 0.5 cm 左右;保持组织块润湿状态,贴在瓶底;向瓶底缓慢加入带血清的完全培养基,建议用 4～5 mL 含 20％ FBS 的 MEM,拧紧瓶盖,将瓶底朝上放入培养箱中。

③4 小时后将瓶取出(具体时间可根据实际情况而定,确保翻瓶时组织块大部分紧贴瓶底不掉),轻轻将培养基浸润组织块后正常放入培养箱中,注意尽量不要让培养液将组织块冲起脱离瓶底。3 天后观察组织块是否爬出细胞,待细胞长至 80％～90％即可传代(见图 2-6)。

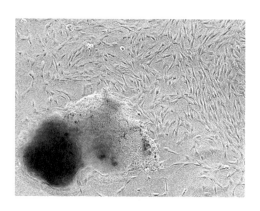

图 2-6　组织块法原代人牙根尖乳头细胞培养第 15 天

(2)酶解组织块法:

①组织处理同上述组织块法的第①②两步。

②将组织移入离心管中,加入 1‰ Ⅰ型胶原酶浸没组织,将离心管放入培养箱中 1 小时,期间每 5～10 分钟取出离心管振荡一次。肉眼观察上清液混浊,组织块松散时取出离心管加入含血清的完全培养基,离心,去上清液。

③将组织块用小镊子分别放入 25 cm² 培养瓶底,组织块排布间距适宜,不要过疏过密,建议 5 mm 左右的间距;保持组织块润湿状态,贴在瓶底;向瓶底缓慢加入带血清的完全培养基,建议用 4～5 mL 含 20％ FBS 的 MEM,拧紧瓶盖,将瓶底朝上放入培养箱中。

④4 小时后将瓶取出(具体时间可根据实际情况,确保翻瓶时组织块大部分紧贴瓶底不掉),轻轻将培养基浸润组织块后正常放入培养箱中,注意尽量不要让培养液将组织块冲起脱离瓶底。3 天后观察组织块是否爬出细胞,待细胞长至 80％～90％即可传代(见图 2-7)。

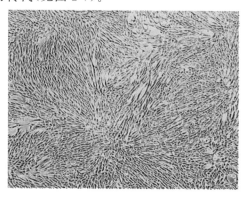

图 2-7　酶解组织块法原代人牙根尖乳头细胞培养第 9 天

五、原代人口腔鳞癌细胞的培养方法

1.实验前准备

选取口腔鳞癌新鲜切除的新鲜肿瘤标本,要求患者术前未接受放疗化疗和其他抗肿瘤治疗。标本尽量选取肿瘤组织稍深处的组织,大小约 1 cm× 1 cm×1 cm,快速放入含5%双抗的PBS中,立即送往实验室培养;准备75% 酒精、眼科剪、眼科镊、培养皿(10 cm)、培养瓶、含20% FBS 的 DMEM 完全培养液、无血清的 DMEM 培养液、Ⅰ型胶原酶(200 U/mL)、无菌 PBS、离心管、吸管。

2.实验步骤

(1)组织块法:

①在超净工作台上,将组织块转移到培养皿中,用无菌 PBS 浸没组织,用眼科剪修剪非肿瘤组织的部分,再用 PBS 冲洗 3 次,更换新的培养皿;重新用含2%双抗的 PBS 冲洗组织 3 次,每次 2 分钟,之后更换新的培养皿,用无菌 PBS 反复冲洗组织 2 分钟。

②更换新的培养皿,滴入无血清的 DMEM 培养液 1 mL,将组织块浸没于培养液中,用新的眼科剪将组织剪碎成 1 mm³ 的组织块。

③取新的细胞培养瓶,用含 20%血清的 DMEM 完全培养液润湿瓶底,将剪好的组织块放入润湿的瓶底上,组织块之间的间距 0.5～1 cm。在瓶顶侧加入 2 mL 含 20%血清的 DMEM 完全培养液,保持瓶底在上,小心放入二氧化碳培养箱中;4 小时后轻轻翻瓶,让培养液缓慢轻柔的浸没组织块,不至于将组织块冲起,将培养瓶小心地放入培养箱中。

④72 小时后取出培养瓶,将未贴壁的组织块连同培养液轻轻吸出,重新加入 4 mL 完全培养液,动作应小心,不要将贴壁的组织块冲起;每 3 天换液一次,换液动作要轻柔小心。

⑤3～7 天后可见组织块周围有细胞爬出(见图 2-8),多呈不规则形状;15～ 20 天可达细胞培养瓶底面积的 80%,可有成纤维样细胞掺杂其中。传至第四代,可获得相对纯化的鳞癌细胞,镜下为多边形,铺路石样(见图 2-8)。

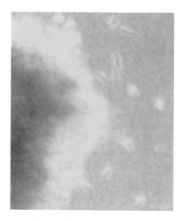

图 2-8　组织块法原代人口腔鳞癌细胞培养第 3 天

（2）酶解组织块法：

①组织的处理同组织块法步骤的第①②两步。

②将组织移入离心管中,加入Ⅰ型胶原酶(200 U/mL)浸没组织,将离心管放入培养箱中 1 小时,期间每 5～10 分钟取出离心管振荡一次;肉眼观察上清液混浊,组织块松散时取出离心管,加入含血清的完全培养基,进行离心,去上清液。

③将组织块用小镊子分别放入 25 cm² 培养瓶底,组织块排布间距适宜,不要过疏过密,建议 5 mm 左右的间距;保持组织块润湿状态,贴在瓶底;向瓶底缓慢加入带血清的完全培养基,建议用 4～5 mL 含 20% FBS 的 DMEM,拧紧瓶盖,将瓶底朝上放入培养箱中。

④4 小时后将瓶取出(具体时间可根据实际情况而定,确保翻瓶时组织块大部分紧贴瓶底不掉),轻轻将培养基浸润组织块后正常放入培养箱中,注意尽量不要让培养液将组织块冲起脱离瓶底。3 天后观察组织块是否有细胞爬出,待细胞长至 80%～90% 即可传代(见图 2-9)。

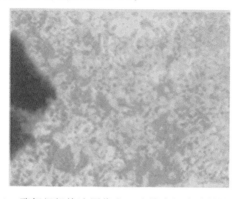

图 2-9　酶解组织块法原代人口腔鳞癌细胞培养第 15 天

六、原代人牙髓干细胞的培养方法

1.实验前准备

75%酒精、眼科剪、眼科镊、培养皿、1% Ⅰ型胶原酶、4 mg/mL 的中性蛋白酶(Dispase)、含 20% FBS 的 MEM 完全培养液、无血清的 MEM 培养液、无菌PBS、离心管、吸管。

2.实验步骤

(1)组织块法：

①临床上取无龋齿和牙周病的拔除牙齿,用含双抗(2%～5%)的 PBS 反复冲洗牙齿 2～3 分钟;劈开牙齿,用镊子和探针挑出牙髓组织,再用 PBS 反复冲洗 2 分钟。

②用剪刀将牙髓组织剪成约 0.5 mm³ 大小的组织,将组织贴于培养瓶底部,间距为 0.5 mm 左右;向瓶底加入 4～5 mL 含 20% FBS 的 MEM 完全培养基,放入培养箱中;4 小时后取出培养瓶,翻瓶,将培养液轻轻浸没组织;3 天后观察组织是否有细胞爬出(见图 2-10)。

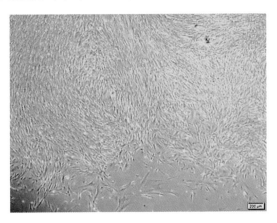

图 2-10　组织块法原代人牙髓干细胞培养第 20 天

(2)酶消组织块法：

①牙齿处理同组织块法。

②用小头剪子尽可能将组织剪成 0.5 mm³ 大小,将组织移入离心管中,加入 1% 的 Ⅰ型胶原酶浸没组织,将离心管放入培养箱中 1 小时,期间每 5～10 分钟取出离心管振荡一次;肉眼观察上清液混浊,组织块松散时取出离心管加入含血清的完全培养基,进行离心,去上清液。

③将组织块用小镊子分别放入 25 cm² 培养瓶底,组织块排布间距适宜,不

要过疏过密,建议 5 mm 左右的间距;保持组织块润湿状态,贴在瓶底;向瓶底缓慢加入带血清的完全培养基,建议用 4～5 mL 含 20％ FBS 的 MEM 完全培养基,拧紧瓶盖,将瓶底朝上放入培养箱中。

④4 小时后将瓶取出(具体时间可根据实际情况而定,确保翻瓶时组织块大部分紧贴瓶底不掉),轻轻将培养基浸润组织块后正常放入培养箱中,注意尽量不要让培养液将组织块冲起脱离瓶底;3 天后观察组织块是否有细胞爬出;待细胞长至 80％即可传代(见图 2-11)。

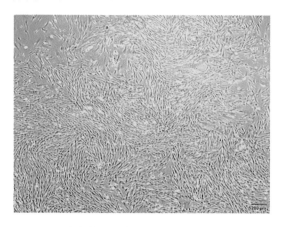

图 2-11　酶消化法原代人牙髓干细胞培养第 10 天

(3)酶消化法:

①牙齿处理同组织块法。

②将组织转移到离心管中,加入 3 mg/mL 的Ⅰ型胶原酶和 4 mg/mL 的 Dispase(两种酶按 1∶1 体积联合使用)浸没组织,用小头剪子尽可能将组织剪碎。

③将离心管放入培养箱中 1～2 小时,具体时间可根据组织块消化情况,期间每 5～10 分钟拿出来振荡一次,组织松散后用吸管吹打使其彻底分散。

④取离心管,加入带血清的完全培养基终止消化,将细胞悬液经孔径70 μm 筛子过滤,在 1000 r/min 的条件下离心 5 分钟,弃去上清液;加入含 20％胎牛血清的 MEM 培养液,充分吹打细胞悬液,接种于 25 cm² 培养瓶,加入 4 mL MEM 培养基,于二氧化碳孵箱内培养。

七、原代人牙龈成纤维细胞的培养方法

1.实验前准备

75％酒精、眼科剪、眼科镊、培养皿、1％Ⅰ型胶原酶、4 mg/mL 的 Dispase、含 20% FBS 的 MEM 完全培养液、无血清的 MEM 培养液、无菌 PBS、离心管、吸管。

2.实验步骤

(1)组织块法：

①将新鲜切取的牙龈组织修整,尽可能剪去牙龈上皮组织。

②将最终修整的牙龈结缔组织放入皿中,用含双抗(2%~5%)的 PBS 反复冲洗浸泡 3~5 分钟,或在临床上切取牙龈后立即将组织放入含双抗(2%~5%)的 PBS 或培养液中,用不含双抗的 PBS 反复冲洗组织 3 分钟。

③在皿中,用小头剪子尽可能将组织剪成 0.5~1 mm³ 大小,也可以将组织放入离心管中盲剪,过程中注意不要让组织干燥。

④将组织块用小镊子分别放入 25 cm² 培养瓶底,组织块排布间距适宜,不要过疏过密,建议 5 mm 左右的间距;保持组织块润湿状态,贴在瓶底;向瓶底缓慢加入带血清的完全培养基,建议用 4~5 mL 含 20% FBS 的 MEM 培养液,拧紧瓶盖,将瓶底朝上放入培养箱中。

⑤4 小时后将瓶取出(具体时间可根据实际情况,确保翻瓶时组织块大部分紧贴瓶底不掉),轻轻将培养基浸润组织块后正常放入培养箱中,注意尽量不要让培养液将组织块冲起脱离瓶底。3 天后观察组织块是否有细胞爬出,待细胞长至 80%~90% 即可传代(见图 2-12)。

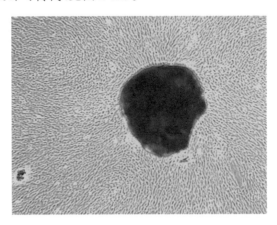

图 2-12　组织块法原代人牙龈成纤维细胞培养第 17 天

(2)酶解组织块法：

①组织处理方法同组织块法第①②两步。在皿中,用小头剪子尽可能将组织剪成 0.5~1 mm³ 大小,也可以将组织放入离心管中盲剪,过程中注意不要让组织干燥。

②将组织移入离心管中,加入 1％的 I 型胶原酶浸没组织,将离心管放入培养箱中 1 小时,期间每 5～10 分钟取出离心管振荡一次;肉眼观察上清液混浊,组织块松散时取出离心管加入含血清的完全培养基,进行离心,去上清液。

③将组织块用小镊子分别放入 25 cm² 培养瓶底,组织块排布间距适宜,不要过疏过密,建议 5 mm 左右的间距;保持组织块润湿状态,贴在瓶底;向瓶底缓慢加入带血清的完全培养基,建议用 4～5 mL 含 20％ FBS 的 MEM 培养液,拧紧瓶盖,将瓶底朝上放入培养箱中。

④4 小时后将瓶取出(具体时间可根据实际情况而定,确保翻瓶时组织块大部分紧贴瓶底不掉),轻轻将培养基浸润组织块后正常放入培养箱中,注意尽量不要让培养液将组织块冲起脱离瓶底。3 天后观察组织块是否有细胞爬出,待细胞长至 80％～90％即可传代。

(3)酶消化法:

①组织处理方法同组织块法第①②两步。将组织转移到离心管中,加入 3 mg/mL 的 I 型胶原酶和 4 mg/mL 的 Dispase(两种酶按 1 : 1 体积联合使用)浸没组织;用小头剪子尽可能将组织剪碎;也可将组织放入皿中,用刀片将组织尽可能切碎,注意不要让组织干燥,可在皿中加入 PBS;最后将剪碎的组织转移到离心管中,加入 I 型胶原酶和 Dispase 浸没组织。

②将离心管放入培养箱中 1～2 小时,具体时间可根据组织块消化情况,期间每 5～10 分钟拿出来振荡一次,组织松散后用吸管吹打使其彻底分散。

③取离心管,加入带血清的完全培养基终止消化,将细胞悬液经孔径78 μm(190 目)筛过滤,在 1000 r/min 的条件下离心 5 分钟,弃去上清液;加入含 20％胎牛血清的 MEM 培养液,充分吹打细胞悬液,血细胞计数板计数。将细胞按每毫升 10^5 个接种于 25 cm² 培养瓶,加入 4 mL MEM 完全培养液,于二氧化碳孵箱内培养。

④3 天可观察细胞是否爬出,换液时动作要小心轻缓,不要将细胞从底壁冲掉。镜下见细胞成长梭形或椭圆形,以组织块为中心呈放射状生长,细胞生长至 80％～90％融合时可传代,传代后细胞呈放射状或旋涡样排布(见图 2-13);建议传到第三代,可逐渐用 10％ FBS 的培养基培养细胞。

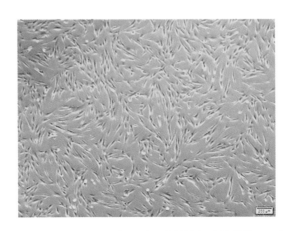

图 2-13　酶消化法原代人牙龈成纤维细胞培养第 10 天

八、原代人牙周膜成纤维细胞的培养方法

1.实验前准备

75％酒精、眼科剪、眼科镊、培养皿、1％ Ⅰ型胶原酶、4 mg/mL 的 Dispase、0.05％胰蛋白酶、含 20％ FBS 的 MEM 完全培养液、无血清的 MEM 培养液、无菌 PBS、离心管、吸管、78 μm(190 目)筛。

2.实验步骤

(1)组织块法：

①收集临床上 12～18 岁因正畸需要拔除的牙周健康、无龋的新鲜前磨牙；拔除后立即在含双抗(2％～5％)的 PBS 或 MEM 液中反复清洗牙齿 3 分钟左右。

②刮下根中 1/3 的牙周膜组织，剪成 0.5 mm³ 左右的小块；以 5 mm 左右的间隔将所得的组织块均匀地接种在 25 cm² 培养瓶瓶底，翻转培养瓶，向内加入 4 mL MEM 培养基(含 20％胎牛血清)，置二氧化碳培养箱(5％ CO_2、100％湿度、37 ℃恒温)孵育 4 小时，使组织块贴壁，再翻转培养瓶培养；3 天后更换培养液，2～3 天换液一次，细胞汇合至 80％时用 0.05％胰蛋白酶消化传代(见图 2-14)。

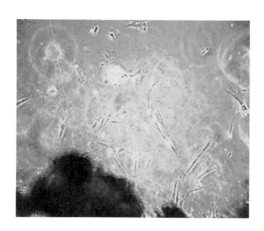

图 2-14 组织块法原代人牙周膜成纤维细胞培养第 5 天

(2)酶解组织块法：

①取材、无菌处理的步骤与组织块法相同。

②刮下根中 1/3 的牙周膜后，移入离心管内；用 1% Ⅰ型胶原酶在 37 ℃的条件下消化30～60 分钟，每 5～10 分钟振荡一次。

③当肉眼观察到培养液略混浊，显微镜下见组织块松散时，离心，弃上清液，用含血清及双抗的培养液漂洗，收集组织块，平铺于培养瓶底，翻转，向内加入 4 mL 培养液，置 CO_2 培养箱孵育 4 小时，使组织块贴壁，再翻转培养瓶培养，隔日换液，待细胞长至 80% 时即可进行传代。

(3)酶消化法：

①酶消化法原代培养取材、无菌处理、刮取组织块方法与组织块法相同。

②刮下根中 1/3 的牙周膜后，移入离心管内；用 3 mg/mL 的 Ⅰ型胶原酶和 4 mg/mL Dispase 酶联合消化 1～2 小时（具体时间根据组织块消化程度而定），组织松散后用吸管吹打使其彻底分散。

③将消化的细胞悬液经孔径 78 μm(190 目) 筛过滤，在 1000 r/min 的条件下离心 5 分钟，弃去上清液；加入含 10% 胎牛血清的 MEM 培养液，充分吹打细胞悬液，计数细胞；将细胞按每毫升 5×10^5 个接种于 25 cm^2 培养瓶，加入 4 mL MEM 培养液，于二氧化碳孵箱内培养；镜下见细胞贴壁后，隔日换液，待细胞长至 80% 时即可进行传代(见图 2-15)。

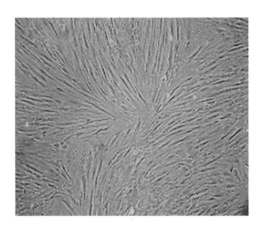

图 2-15　酶消化法原代人牙周膜成纤维细胞培养第 10 天

三种方法中,使用酶消化法的细胞一般 3 天左右出现贴壁,但细胞异型性多见;组织块法一般 10 天左右从组织块边缘有细胞游离出,围绕组织块呈放射状生长,获得细胞纯度较高,但周期太长,一般 25 天左右才能铺满瓶底;酶解组织块法一般在 5 天左右从组织块边缘游离出细胞贴壁,因酶消化后组织块较小,在细胞爬出之前不要动培养瓶,以免组织块无法贴壁。传代后细胞呈长梭形,核圆形或椭圆形位于细胞中央,细胞生长至 80%~90% 融合后呈放射状或旋涡状排列。

九、外周血单核细胞(PBMCs)分离培养方法

外周血单核细胞属于悬浮细胞,培养方法类似于外周血中性粒细胞培养方法,采用人外周血淋巴细胞分离液密度梯度离心,只是吸取的细胞层不同,目前有外周血单核细胞系(THP-1)。

1.外周血单核细胞培养方法

(1)取正常人的肝素(25 U/mL)抗凝血 2 mL,用 PBS 稀释 3 倍,加到含有 5 mL 聚蔗糖(Ficoll)(1.077 g/mL)的试管上层。

(2)取 3 mL 血液沿管壁缓缓加入,使两液间保持清晰界面,在 2000 r/min 的条件下离心 30 分钟,在试管中从上到下分别为血浆层、单核细胞层、Ficoll 层、粒细胞层和红细胞层。

(3)小心吸取血浆和 Ficoll 之间的单核细胞层,加入 5 倍的 PBS 并混匀,在 1000 r/min 的条件下离心 5 分钟,去掉上清液,沉淀即为 PBMCs。

(4)将沉淀混悬在含有 10% 胎牛血清、20 mol/L HEPES、2 mmol/L L-谷

氨酰胺、100 U/mL 青霉素和 100 μg/mL 链霉素的 RPMI-1640 培养基中,在 37 ℃、5% CO_2 的条件下培养;一般 3 mL 的外周血可取 100 万个单核细胞(见图2-16)。

图 2-16　原代外周血单核细胞培养第 4 天

2.外周血单核细胞系 THP-1 培养注意事项

(1)THP-1 细胞特别依赖细胞浓度,一般每毫升需要 $10^5 \sim 10^6$ 个,是一个很高的密度,若细胞较少则容易影响培养质量;注意细胞的密度一定要高,应达到每毫升 $5 \times 10^5 \sim 1 \times 10^6$ 个,增殖得快。一般状态不好的 THP-1 在培养了 3 天后数量仍然不多,继续培养一天或者两天后,培养基会出现严重泛黄现象,细胞数会增加。

(2)THP-1 细胞适合在 pH 值偏酸性环境中生长,对培养基变化非常敏感,所以尽量使用相同 pH 值的 RPMI-1640 培养基,培养环境酸性越强,细胞密度越大,细胞就长得越好。

(3)传代后切忌常移出培养箱观察,否则会影响细胞生长,使其状态变差,一般首先表现为细胞内颗粒变多。

(4)离心时要求必须慢升慢降,因此应使用水平离心机。

第四节 贴壁细胞的传代、冻存和复苏

一、贴壁细胞的传代

操作者若镜下见细胞生长融合至80%或接近融合成片,则可进行传代。操作者应先将培养瓶内或皿内培养液吸出,用预热至37 ℃的PBS冲洗几遍培养瓶底或皿底;加入预热至37 ℃的消化液(最佳工作温度参考消化液说明书),轻摇消化液覆盖皿底,将培养皿或培养瓶放入37 ℃培养箱中2分钟;取出培养皿(瓶)在镜下观察,镜下见胞质回缩、细胞变圆、细胞间隙增大,即可在超净工作台上加入带血清的完全培养液,用移液器吸头反复吹打底壁,使细胞全部脱落(注意吹打时动作要轻柔,不要吹起泡沫,底壁各处按一定的顺序吹打,要兼顾角落的细胞);将细胞混悬液吸入离心管中离心,在1000 r/min条件下离心5分钟;收集细胞沉淀,加入新的带血清的完全培养液,混合均匀后将细胞混悬液按1∶2或1∶3的比例转移至新的培养瓶或培养皿中,也可在细胞计数板上计数后按照一定浓度传代。一般传代细胞2小时左右可贴壁,24小时可根据情况换液。

二、细胞冻存

操作者应将待冻存的细胞提前一天换液,尽量选取指数生长期的细胞;用PBS轻轻冲洗细胞,吸除PBS后加消化液,一般培养瓶用1~2 mL,大皿用2~3 mL,轻摇消化液,使之覆盖底壁,置于37 ℃的培养箱中2分钟;在接近2分钟时可从培养箱中取出培养皿(瓶)到镜下观察消化的效果,若出现胞体变圆、胞质回缩、细胞间隙增大,即可在超净工作台上加入带血清的完全培养液,并用移液器吸头不断吹打底壁,使细胞完全脱落;收集细胞混悬液于离心管中,在1000 r/min的条件下离心5分钟,收取细胞沉淀,可保留200 μL左右的上清液,加入1~1.5 mL冻存液混匀,冻存液为10% DMSO和90%血清现用现配或直接购买商品使用,吹打均匀后转移到细胞冻存管中,在冻存管表面写清种属、姓名、时间等,加封口膜;将冻存管放入程序降温盒(见图2-17)后放入−80 ℃的冰箱保存24小时,再将冻存管转移入液氮罐中长期保存,建议在−80 ℃的冰箱中保存不超过1个月。

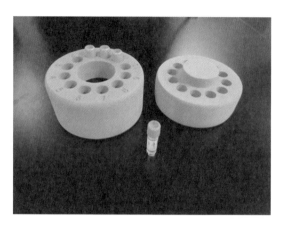

图 2-17 冻存细胞用的−80 ℃下程序降温盒

三、细胞复苏

操作者应预先将水浴锅预热至 37 ℃,直接从液氮罐中取出冻存管,迅速放入水浴锅中解冻,期间不断晃动冻存管,使冻存管除盖子之外的管身部分浸入液面,均匀受热(见图 2-18);在 1 分钟内解冻融化后迅速转入超净工作台上,将液体转移入离心管中,并加入至少 1 倍量的带血清的完全培养液,迅速离心,在 1000 r/min 的条件下离心 5 分钟(注意融化时间尽可能快,不要超过 2 分钟,复温速度过慢会造成细胞损伤)。吸除上清液,加入适量完全培养液重悬细胞后培养(注意该细胞冻存前使用的培养液和复苏时加入的培养液种类要一致,待 24 小时后可换液 1 次)。

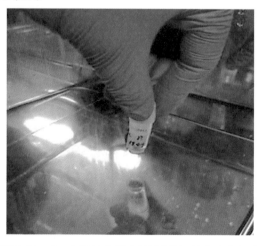

图 2-18 在 37 ℃的水浴中快速复温、复苏冻存细胞

第五节　细胞培养污染表现及其处理方法

一、细胞培养细菌污染

1.细胞培养细菌污染的表现

金黄色葡萄球菌和大肠杆菌污染是最常见的细胞微生物污染。细菌污染后多数能改变培养液 pH 值,使培养液变浑浊,培养液多数短期内颜色变黄,出现明显污浊。低倍镜下即可见大量类似浮游生物的小黑点在做自主运动;高倍镜下观察,可见细菌形态,如大肠杆菌为杆状,金黄色葡萄球菌为球状(见图 2-19)。

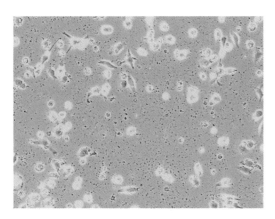

图 2-19　细胞培养细菌污染

注:低倍镜下即可见大量类似浮游生物的小黑点在进行自主运动。

2.细胞培养时细菌污染的处理方法

(1)稀释法:

①将污染的培养液倒掉,转烧瓶口,加入 10 mL PBS,适当晃动清洗培养瓶,然后倒掉,转烧瓶口。

②继续加入 10 mL PBS,同样方法晃动,清洗培养瓶,然后倒掉。

③继续加入 5 mL PBS,同样方法洗瓶,主要是培养面,然后倒掉。

④加入 3～5 mL 双抗,洗瓶,静置 3～5 分钟,然后吸出。

⑤加入 3 mL 双抗,洗瓶,静置 3～5 分钟,然后吸出。

⑥再加入 5 mL PBS 洗瓶,然后吸出。

⑦加入 10 mL 培养液、2 mL 双抗,放置培养箱培养,5 小时之后,倒掉培养

基,加入 PBS 洗瓶 2 次,然后加入胰酶消化,吹打后置于离心机在 800～1000 r/min 的条件下离心,然后洗 1 次;置于新的培养瓶里培养,培养体系加入 2 mL 双抗。

⑧24 小时之后,视情况换液,若仍然污染严重,培养基浑浊,重复以上步骤,若看不到污染物,则继续步骤①③④⑥⑧;然后加入培养液培养,培养体系加入 2 mL 双抗。

⑨24 小时之后,若仍污染严重,可再重复一次,若还污染只能弃之(不过一般没有出现这种情况);若镜下不见污染物,则换液 PBS 洗瓶,正常培养。

(2)抗生素冲击法:加入 5～10 倍于常用量的抗生素作用于细胞 24～48 小时,再换入正常培养液,一般联合用药优于单独用药,此方法可在污染早期有较好效果。抗生素用量和抗菌谱如表 2-1 所示。

表 2-1 常用抗生素浓度和抗菌谱

抗生素	常用浓度	抗菌谱		
		细菌	真菌	支原体
青霉素	100 IU/mL	G^+		
链霉素	100 μg/mL	G^-		
庆大霉素	200 μg/mL	G^+/G^-		+
四环素	10 μg/mL	G^+/G^-		+
卡那霉素	50 μg/mL	G^+/G^-		+
两性霉素	2 μg/mL		+	
制霉菌素	25 μg/mL		+	

(3)动物体内接种:受污染的肿瘤细胞可接种在同种动物皮下或腹腔,借助动物体内免疫系统消灭污染的微生物,待成瘤一段时间后,从体内取出再进行培养。

(4)与巨噬细胞共培养:在良好的体外培养环境下巨噬细胞能存活 7～10 天,可分泌一些细胞生长因子支持其他细胞的克隆生长。与体内情况相似,巨噬细胞在体外培养条件下仍然可以吞噬微生物并将其消化。利用 96 孔板将极少量的培养细胞和巨噬细胞共培养,可以在高度稀释培养细胞、极大降低微生物污染程度的同时,更有效地发挥巨噬细胞清除污染的效能。该方法与抗生素联合应用效果更佳。

二、细胞培养真菌污染处理方法

1.细胞培养真菌污染的表现

细胞培养时最常见的真菌污染为烟曲霉菌、白色念珠菌、酵母菌等(见图 2-20)。肉眼可见大多数呈白色或浅黄色小点漂浮于培养液表面,或在镜下呈丝状、管状或树枝状菌丝,纵横于细胞之间。念珠菌和酵母菌呈卵圆形,散在细胞周边和细胞之间生长。

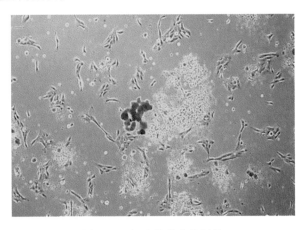

图 2-20　细胞培养真菌污染

2.细胞培养真菌污染处理方法

操作者应加入两性霉素 B 清洗和培养,终浓度一般为 2.5 $\mu g/mL$(在 30 $\mu g/mL$ 时会有细胞毒性);另外,也可以选择在培养基里加 3 $\mu g/mL$ 的制霉菌素或放线菌素,其他操作同前文金黄色葡萄球菌和大肠杆菌的污染处理。

三、支原体污染处理方法

1.细胞培养支原体污染的表现

支原体污染在细胞培养中不易被察觉,但可干扰实验结果,多数细胞污染后无明显变化,或有细微变化却可由于传代或换液而得到缓解。其在外观上往往给人正常的感觉,但潜在影响细胞增殖等,可通过 PCR 法、支原体检测试剂盒(图 2-21)等方法检测。

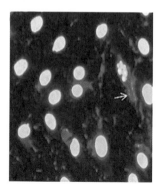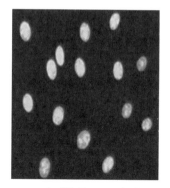

A.支原体感染的 Vero 细胞,蓝色为细胞核,　　　　B.未感染的 Vero 细胞
　箭头所示为支原体集落

图 2-21　维罗(Vero)细胞培养支原体污染

2.细胞培养支原体污染处理方法

(1)药物辅助加温法:根据支原体耐热性差的特点,可将污染的细胞用抗生素处理后置于 41 ℃的条件下作用 5～10 小时(最长可达 18 小时)。但 41 ℃对培养的细胞本身有较大影响,故在处理之前,建议进行预试验,确定出最大限度杀伤支原体而对细胞影响较小的处理时间。

(2)抗生素法:其方法同上金黄色葡萄球菌和大肠杆菌污染处理,使用抗生素法时,可将两种抗生素联合使用。

(3)支原体清除剂:使用支原体清除剂处理细胞,每 4 天换液一次,连续使用 15 天。

(4)支原体特异性血清:用 5% 兔支原体免疫血清。

四、细胞系间交叉污染

Hela 细胞是第一株细胞系,目前世界上已经有几千株细胞系,细胞间交叉污染及错认的细胞系也随之而来。目前世界上已经有超过 400 种细胞系被鉴定为错认的细胞系,所以防止细胞系间交叉污染非常重要,方法如下:

(1)多种细胞同时培养时,操作者在操作和存放操作物品时,要严格区分标记,不要用混。

(2)操作者使用培养液时,滴管或移液器吸头不要触及培养瓶瓶口或培养皿皿底,避免将细胞带入培养液瓶中。

(3)操作者购入的细胞及原代培养的细胞,应及早冻存留种,一旦发现出现交叉污染,即应弃之不用,重新复苏新的冻存细胞。

第六节　常用培养细胞染色方法

一、台盼蓝染色检测细胞存活率方法

1.实验原理

正常的活细胞,胞膜结构完整,能够排斥台盼蓝,使之不能够进入胞内;而丧失活性或细胞膜不完整的细胞,胞膜的通透性增加,可被台盼蓝染成蓝色(见图 2-22 A)。通常认为细胞膜完整性丧失,即可认为细胞已经死亡。因此,借助台盼蓝染色可以非常简便、快速地区分活细胞和死细胞。台盼蓝是组织和细胞培养中最常用的死细胞鉴定染色方法之一(注意凋亡小体也有台盼蓝拒染现象)。台盼蓝染色后,通过显微镜下直接计数或显微镜下拍照后计数,就可以对细胞存活率进行比较精确的定量(见图 2-22 B)。

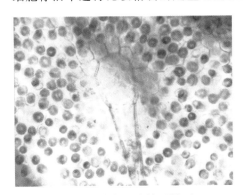
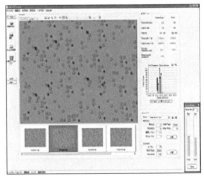

A.台盼蓝染色显微镜下拍照　　B.分析软件自动计数活细胞和死细胞,
报告细胞存活率

图 2-22　台盼蓝染色检测细胞存活率方法

2.实验步骤

(1)配制 4%台盼蓝母液:称取 4 g 台盼蓝,加少量蒸馏水研磨,加双蒸水至100 mL,用滤纸过滤,在 4 ℃的条件下保存,使用时用 PBS 稀释至 0.4%。

(2)胰酶消化贴壁细胞,制备单细胞悬液,并进行适当稀释。

(3)染色:细胞悬液与 0.4%台盼蓝溶液以 9∶1 混合混匀(终浓度 0.04%)。

(4)计数:在 3 分钟内,分别计数活细胞和死细胞。

(5)镜下观察:死细胞被染成明显的蓝色,而活细胞拒染呈无色透明状。

(6)统计细胞存活率:细胞存活率(%)＝活细胞总数/(活细胞总数＋死细胞总数)×100%。

3.注意事项

(1)台盼蓝应室温保存。

(2)台盼蓝有潜在致癌危险,操作者进行实验时应穿实验服并戴一次性手套和口罩。

二、油红 O 染色方法

1.实验原理

在日常病理诊断和科研工作中为了显示组织内的脂肪常采用油红 O 进行染色,油红 O 为脂溶性染料,在脂肪内能高度溶解,可特异性地使组织内甘油三酯等中性脂肪着色。油红 O 染色方法在科研中常用于干细胞的成脂分化检测(见图 2-23)。

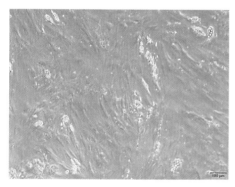
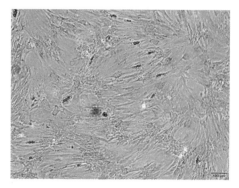

A.大鼠骨髓间充质干细胞的成脂分化　　　B.大鼠骨髓间充质干细胞的成脂分化
油红 O 染色前显微镜下拍照　　　　　　油红 O 染色后显微镜下拍照

图 2-23　大鼠骨髓间充质干细胞的成脂分化的油红 O 染色

2.染色液配制

(1)0.2％油红 O 工作液的配制:

①油红 O 粉与异丙醇比例为 300 mg/100 mL,将称好的油红 O 粉用 100％异丙醇充分溶解配制成饱和溶液。

②油红饱和溶液与超纯水以 3:2 比例充分混合均匀,配制成 0.2％油红 O 工作液。

③0.25 μm 无菌滤器过滤后即可使用,(注:油红 O 工作液在室温下保存时间最多不超过 2 小时,所以应当注意现配现用)。

(2)10％甲醛固定液的配制:取 90 mL 超纯水加入 10 mL 40％甲醛溶液,混合均匀后配制成 4％的甲醛固定液。

(3)60％异丙醇孵育液的配制:将 30 mL 100％异丙醇与 20 mL 超纯水混

合均匀,制成 60% 异丙醇孵育液。

3.油红 O 与苏木素染色步骤(以直径 10 cm 培养皿为例)

(1)将培养皿中的培养基弃去,用 PBS 洗 3 次。

(2)加入 2.4 mL 4% 甲醛溶液对细胞进行固定 1 小时。

(3)弃去甲醛固定液,用超纯水冲洗 3 次。

(4)往培养皿中加入 2.4 mL 60% 异丙醇溶液孵育 2 分钟。

(5)弃去 60% 异丙醇,加入 1 mL 配置好的油红 O 染液,染色 10 分钟。

(6)弃掉油红,用去离子水冲洗数次,至弃液澄清无色。

(7)加入 1 mL 苏木素染色液室温染色 1 分钟。

(8)弃掉苏木素,用超纯水冲洗数次,至弃液澄清无色。

(9)加入 0.1% 氨水溶液显色,然后用超纯水冲洗 3 次。

(10)最后往各培养皿中加入少量去离子水,保持细胞湿润,染色后的细胞置于倒置显微镜下进行细胞形态的观察。

三、茜素红染色方法

1.实验原理

茜素红和钙发生显色反应,产生一种深红色的化合物,这样成骨诱导的细胞外面沉积的钙结节也被染成了深红色,适用于原代成骨细胞的鉴定,以及石蜡包埋组织的钙沉积和钙结节检测等(图 2-24)。

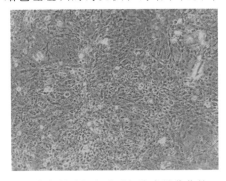 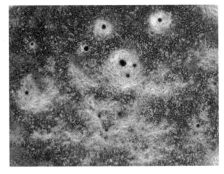

A.大鼠骨髓间充质干细胞成骨分化的 茜素红染色前   B.大鼠骨髓间充质干细胞成骨分化的 茜素红染色后

图 2-24 大鼠骨髓间充质干细胞成骨分化的茜素红染色

2.实验方法

(1)洗涤:去除培养皿内的培养液,吸取适量的 PBS 加入培养瓶中洗涤 3 遍。

(2)固定:加入 4% 多聚甲醛或 95% 乙醇固定 10 分钟。

(3)洗涤:移除固定液,用蒸馏水洗 3 遍。

（4）染色：加 1 mL 茜素红染液，覆盖细胞层，放入 37 ℃恒温培养箱中，染色 20～40 分钟（注意将茜素红染色时间控制在 20～40 分钟，显微镜下观察到细胞外沉积的钙结节被染成了深红色即可停止染色）。

（5）用 PBS 或双蒸水洗 2～3 次。

（6）显微镜下观察，细胞外面沉积的钙结节被染成了深红色。

四、细胞免疫荧光染色

1.实验原理

免疫学的基本反应是抗原-抗体反应。由于抗原-抗体反应具有高度的特异性，所以当抗原-抗体发生反应时，只要知道其中的一个因素，就可以查出另一个因素。免疫荧光技术就是将不影响抗原、抗体活性的荧光色素标记在抗体上，与其相应的抗原结合后，在荧光显微镜下呈现一种特异性荧光反应（见图 2-25）。

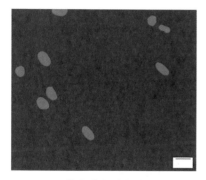

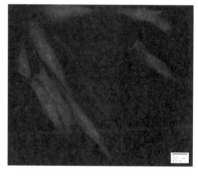

A.DAPI 染色使细胞核在紫外光
激发下呈蓝色

B.抗 P65 抗体荧光染色使细胞质中的
P65 蛋白呈红色

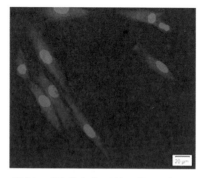

C.图 A 与图 B 是在同一视野、不同激发光照射下拍照，将图 A 与图 B 合成得到图 C，
以便对 P65 蛋白进行细胞内定位

图 2-25　大鼠牙龈上皮细胞的抗 P65 抗体荧光染色

2.实验方法

(1)放置细胞爬片:选取不同规格的洁净、已灭菌的细胞爬片放置于相应的孔板或培养皿中(注意操作过程要求在超净工作台上,避免裸手接触爬片,避免爬片有灰尘),放置好爬片后,打开孔板或皿的盖子,在超净工作台上紫外照射至少30分钟后使用。

(2)制备细胞混悬液:将实验所需的细胞消化离心后制备一定浓度的细胞混悬液,浓度可根据不同细胞的生长速度摸索,一般建议密度为每毫升3万~8万个细胞。

(3)种植细胞:将细胞混悬液加入已安置好爬片的孔板或皿中,一般细胞混悬液的量要求至少浸没孔板或皿底,如24孔板每孔加入0.5~1 mL,12孔板加入1~2 mL,加入刺激因素(一般在种植细胞的第二天,细胞处于对数生长期时,加入实验的刺激因素)。

(4)细胞固定:将需要染片的爬片吸除培养液,用PBS轻轻冲洗1分钟,吸除PBS,加入4%多聚甲醛浸没爬片,固定20分钟,吸除多聚甲醛,用PBS轻轻冲洗爬片3次,每次5分钟。

(5)封闭:加入封闭用血清,一般为免疫组化试剂盒中的封闭液,浸没爬片,放于4 ℃冰箱中保存至少1小时(尽可能延长封闭时间),也可在4 ℃的条件下存放过夜。

(6)一抗孵育:吸除封闭液,不用冲洗,直接加入一抗工作液浸没爬片,避光放于4 ℃的冰箱中过夜,也可在37 ℃的条件下孵育1~2小时(注意一抗工作液需要按照说明书规定的稀释液来配置,具体浓度根据说明书提供的范围自己摸索最佳的浓度)。

(7)冲洗:将一抗吸除,PBS冲洗,注意要柔缓的冲洗,以免将细胞洗掉;一般进行3次,每次5分钟。

(8)二抗孵育:加入相应二抗,按说明书浓度配置,操作时注意避光。

(9)冲洗:PBS冲洗,一般每次5分钟,进行3次,操作时注意避光。

(10)DAPI染色:DAPI工作液孵育10分钟,用PBS冲洗;一般每次5分钟,进行3次,操作时注意避光。

(11)可直接在暗室中或避光条件下用倒置荧光显微镜观察爬片,也可将爬片取出,用荧光防淬灭封片液将爬片封闭在载玻片上。防淬灭封片液的用法用量可根据说明书,一般建议将防淬灭封片的片子放在玻片盒中在4 ℃的条件下避光保存。

第七节　MTT 法检测细胞活性

一、实验原理

MTT(噻唑蓝)分析法以活细胞代谢物还原剂 MTT 为基础。MTT 为黄色化合物,是一种能接受氢离子的染料,可作用于活细胞线粒体中的呼吸链,在琥珀酸脱氢酶和细胞色素 C 的作用下四氮唑(tetrazolium)环开裂,生成蓝色的甲䐶(formazan)结晶,甲䐶结晶的生成量仅与活细胞数目成正比(死细胞中琥珀酸脱氢酶消失,不能将 MTT 还原)。还原生成的甲䐶结晶可在含 50% 的 N,N-二甲基甲酰胺和 20% 的十二甲基磺酸钠(pH 值 4.7)的 MTT 溶解液中溶解,利用酶标仪测定 490 nm 处的光密度(OD)值,可以反映出活细胞数目,也可以用 DMSO(二甲基亚砜)来溶解。MTT 粉末和溶液保存时都需要避光,用铝箔纸包好就可以。

二、实验步骤(见图 2-26)

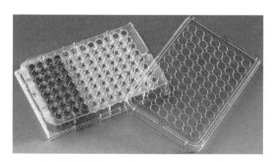

A.96 孔板中培养细胞,加 MTT 溶液,孵育 4 小时,
生成蓝紫色的甲䐶结晶,加 DMSO,振荡 10 分钟,
使结晶物充分融解

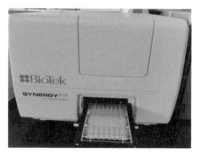

B.连续波长酶联免疫检测仪

图 2-26　细胞活性检测-MTT 法

(1)接种细胞:用含 10% 胎小牛血清得培养液配成单个细胞悬液,以每孔 1000~10000 个细胞接种到 96 孔板,每孔体积 200 μL。

(2)培养细胞:同一般培养条件,培养 3~5 天(可根据试验目的和要求决定培养时间)。

(3)呈色:培养 3~5 天后,每孔加 MTT 溶液(5 mg/mL 用 PBS 配)20 μL,继续孵育 4 小时,终止培养,小心吸弃孔内培养上清液,对于悬浮细胞需要离心后再吸弃孔内培养上清液;每孔加 150 μL DMSO,振荡 10 分钟,使结晶物充分融解。

(4)比色:选择 490 nm 波长,在酶联免疫检测仪上测定各孔光吸收值,记录结果,以时间为横坐标,吸光值为纵坐标绘制细胞生长曲线。

三、注意事项

(1)选择适当的细胞接种浓度。

(2)避免血清干扰:一般选含胎牛血清低于10%的培养液进行试验,在呈色后尽量吸尽孔内残余培养液。

(3)设空白对照:与试验平行不加细胞只加培养液的空白对照,其他试验步骤保持一致,最后比色以空白调零。

(4)MTT实验吸光度最后要在0～0.7,超出这个范围就不是直线关系。

(5)IC_{50}是半抑制率,意思是抑制率50%的时候药物的浓度。把药品稀释成不同的浓度,然后计算各自的抑制率,以药品的浓度为横坐标,抑制率为纵坐标作图,然后得到50%抑制率时候的药品浓度,就是IC_{50}。

(6)要点:药品2倍稀释,多做梯度,做点线图即可。

第八节 流式细胞术

流式细胞术(flow cytometry,FCM)是一种利用流式细胞仪(见图2-27)对液流中排成单列的细胞或其他生物微粒(如微球、细菌、小型模式生物等)逐个进行快速定量分析和分选的技术,在细胞生物学和免疫学等方面有广泛的应用,可以快速灵敏地检测细胞凋亡、药物对细胞周期的影响,还可用于细胞分型以及细胞干性鉴定等。

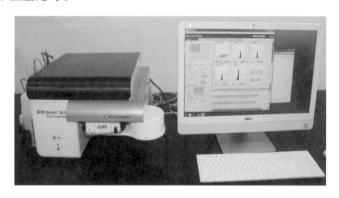

图2-27 BD Accuri C6 Plus流式细胞仪

一、流式细胞术工作原理

待测样品,如细胞、染色体、精子或细菌等,经荧光染料染色后制成样品悬液,在一定压力下通过鞘液包围的进样管而进入流动室,排成单列的细胞,由流动室的喷嘴喷出而成为细胞液流,并与入射激光束相交。细胞被激发而产生荧光,由放在与入射的激光束和细胞液流成 90° 角处的光学系统收集(见图 2-28)。整个仪器用多道脉冲高度分析器处理荧光脉冲信号和光散射信号,测定的结果用单参数直方图、双参数散点图、三维立体图和轮廓图来表示。

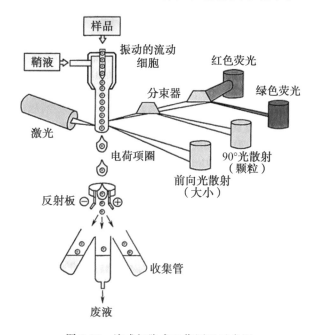

图 2-28　流式细胞术工作原理示意图

二、BD Accuri C6 Plus 日常开机步骤

(1)添加鞘液、洗涤液和清洁液。

(2)检查废液桶,确认废液桶内有 200 mL 漂白剂。

(3)检查进样针处有 1 mL 去离子(DI)水,打开电脑,打开仪器左下部位的电源,开启流式细胞仪。

(4)双击打开桌面流式分析软件,检查确定仪器状态正常,即"交通灯"由黄色变为绿色。

(5)选择低速(Slow setting)运行 30 秒,点击"Pause",重复该步骤 2 次以上,以排除管路中的气泡。

(6)进样针处放置一空管,点击"Backflush",做进样针反冲。

三、BD Accuri C6 Plus 日常关机步骤

(1)在上样管里加入 1 mL 清洗液,放在上样位置,选择一个空白空位。

(2)设定上样时间为 3 分钟,上样速度为 Fast,点击运行"Run"按钮,运行结束后将上样管取下[清洗时间视收集样品多少而定,若有碘化丙啶(PI)等黏性染料,需延长清洗时间]。

(3)在上样管加入 1 mL DI 水,放在上样位置,设定上样时间为 5 分钟,点击运行"Run"按钮。

(4)将含有 DI 水的上样管放在自动进样器的右上角空白孔,短按仪器开关键。

(5)仪器将自动进行一个约 10 分钟的长清洗过程,此时蓝灯闪烁,待蓝灯灭,机器关机,关闭电源。

四、典型实验类型分析

1.流式细胞术检测细胞凋亡实验原理

在细胞凋亡过程中伴随着一系列的形态特征改变,细胞膜的改变是这些特征中较早出现的一种。在凋亡细胞中,细胞膜磷脂酰丝氨酸(phosphatidylserine, PS)从细胞膜的内侧翻转到细胞膜的外侧。膜联蛋白-V(Annexin-V)是一种 35～36 kD 的钙离子(Ca^{2+})依赖的磷脂结合蛋白,对 PS 具有较高的亲和力。细胞凋亡时,Annexin-V 可以和外翻的 PS 结合,从而可以检测凋亡的细胞。发生死亡的细胞,其细胞膜上的 PS 也外翻,因而也会阳性(见图 2-29)。因此,常用的凋亡试剂盒除了采用 Annexin-V 标记之外,还会加一种 DNA 染料,常用的有 PI 和 7-氨基放线菌素(7-AAD),由于死亡的细胞膜通透性增高,染料可以进入细胞内和DNA 结合,从而可以发荧光,区分出死细胞(图 2-30)。

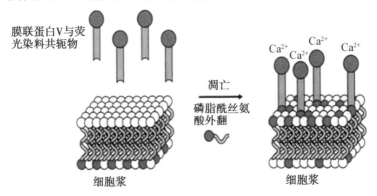

图 2-29　流式细胞术检测细胞凋亡实验原理示意图

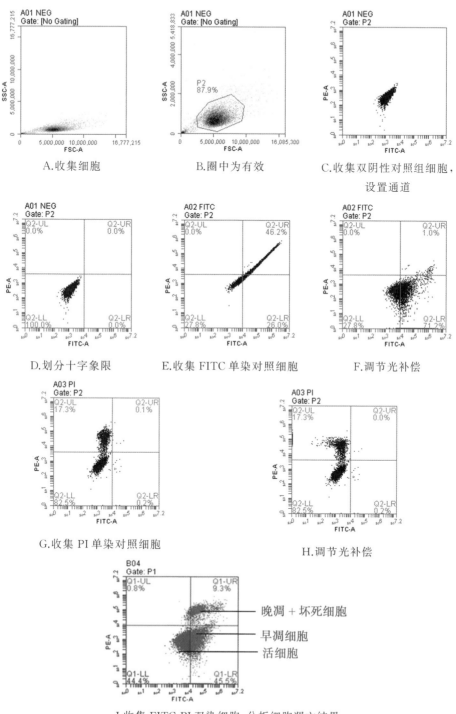

A.收集细胞　　　　　　　　B.圈中为有效　　　　　　　C.收集双阴性对照组细胞，
　　　　　　　　　　　　　　　　　　　　　　　　　　　　　　设置通道

D.划分十字象限　　　　E.收集 FITC 单染对照细胞　　　　F.调节光补偿

G.收集 PI 单染对照细胞　　　　　　　　　　　　H.调节光补偿

晚凋＋坏死细胞
早凋细胞
活细胞

I.收集 FITC-PI 双染细胞，分析细胞凋亡结果

图 2-30　流式细胞术检测细胞凋亡实验数据分析举例

2.流式细胞术检测细胞周期实验原理

碘化丙啶（Propidium,PI）是一种双链 DNA 的荧光染料。PI 和双链 DNA 结合后可以产生荧光，并且荧光强度和双链 DNA 的含量成正比。细胞内的 DNA 被 PI 染色后，可以用流式细胞仪对细胞进行 DNA 含量测定，然后根据 DNA 含量的分布情况进行细胞周期分析。PI 染色后，假设 G_0/G_1 期细胞的荧光强度为 1，那么含有双份基因组 DNA 的 G_2/M 期细胞的荧光强度理论值为 2，正在进行 DNA 复制的 S 期细胞的荧光强度为 1～2（见图 2-31、图 2-32）。

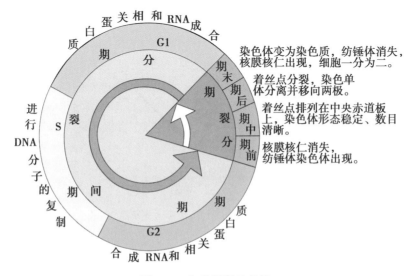

图 2-31 细胞周期示意图

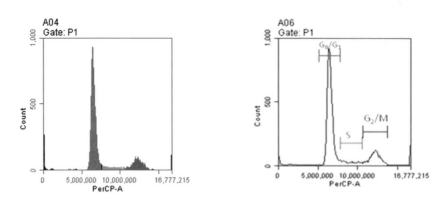

图 2-32 流式细胞术检测细胞周期实验数据分析

3.流式细胞术检测细胞表面标志分子实验原理

细胞表面某些蛋白质分子的表达与否与特定的细胞类型有关(见图 2-33)。

同型对照(isotype control)是指使用与一抗相同种属来源、相同亚型、相同剂量和相同的免疫球蛋白及亚型的免疫球蛋白,用于消除由于抗体非特异性结合到细胞表面而产生的背景染色。同型对照的主要目的是确定一抗的结合是特异性的,而不是非特异性的抗体可结晶片段(Fc)受体或与其他蛋白的相互作用。

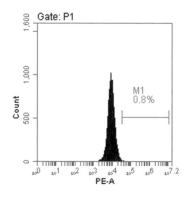

A.收集同型抗体标记的细胞

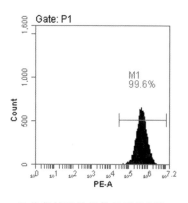

B.收集特异性抗体标记的细胞

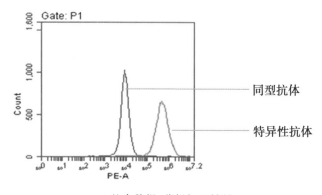

C.整合数据,分析标记结果

图 2-33 流式细胞术检测细胞表面标志分子实验数据分析举例

第三章　组织形态学实验技术

　　组织形态学实验主要是通过组织切片制作技术、组织切片染色技术、免疫组织化学技术、硬组织切磨片技术和显微镜观察等,研究正常人体或动物组织的细微结构及其功能关系,研究个体的发生发展及其变化规律,研究疾病的病理、发病机理及其发生发展规律。

　　本章将介绍口腔生物研究中常用的组织形态学实验技术,包括石蜡切片制作技术、苏木精-伊红染色法、冰冻切片技术、免疫组织化学染色方法、硬组织切磨片技术,并着重介绍各种常用组织形态学实验技术的原理、实验方法、实验室具体操作步骤和实验注意事项。

第一节　石蜡切片制作技术

　　石蜡切片(paraffin section)是组织学常规制片技术中最为广泛应用的方法。石蜡切片不仅用于观察正常细胞组织的形态结构,也是病理学和法医学等学科用以研究、观察及判断细胞组织的形态变化的主要方法,而且也已相当广泛地用于其他许多学科领域的研究中。

　　石蜡切片制作过程总体上可概括为九个步骤:取材、固定、脱水、透明、浸蜡、包埋、切片、染色、封固。

一、标本取材

　　取材是指从人体或实验动物体内取下所需观察的组织材料的过程。

　　标本主要来源于临床活体检查、临床手术切除、实验动物模型以及病理解剖等途径。取材的标本要求均为新鲜组织,离体或机体死亡大于两小时以上的标本材料,其内部可能会出现不同程度的自溶,严重者甚至会出现细胞的弥散与溶解现象。

二、固定

固定(fixation)是指从人体或动物体内取下的标本材料立即浸泡在化学试剂中,借助化学试剂的作用,将组织细胞形态结构保存起来,使其不改变形态结构或变质的一种手段。

1.固定的目的和作用

(1)防止取材的组织细胞自溶与腐败。

(2)固定剂可使标本内各种物质,如蛋白质、脂肪、糖等,沉淀或凝固成不溶性物质,以保持标本的形态结构与生活状态时相仿,同时还可以保存标本的抗原活性或减慢基因的降解速度。

(3)由于固定导致标本内各种物质的沉淀或凝固,从而使原来看不见的结构变得清晰可见。

(4)固定剂对标本固定的同时兼有硬化作用。

2.常用固定剂的配制

(1)10%福尔马林水溶液:

福尔马林(30%～40%甲醛)	100 mL
蒸馏水	900 mL

(2)10%中性缓冲福尔马林(pH 值为 7.0～7.2):

福尔马林(37%～40%甲醛)	100 mL
磷酸二氢钠(无水的)	6.5 g
磷酸氢二钠	4.0 g
蒸馏水	900 mL

(3)4%多聚甲醛-磷酸缓冲液:

多聚甲醛	4 g
磷酸缓冲液(PBS)	100 mL

方法:将 PBS 加热到 60 ℃后,加入多聚甲醛,并加热维持 60 ℃恒温,一边加热一边搅拌,直至溶液透明为止;之后滴入 1 mol/L 的氢氧化钠,调节 pH 值。

注:磷酸盐缓冲溶液(PBS)的配制为在 800 mL 去离子水中溶解 8 g NaCl、0.2 g KCl、1.42 g Na_2HPO_4 和 0.27 g KH_2PO_4,用 HCl 调节溶液的 pH 值至 7.4,加水定容至 1 L,高温高压灭菌后,室温保存,使用时应在超净台内无菌操作、避免污染。

3.固定的方式

(1)浸泡固定:从动物体内、外科手术或尸体解剖中取下所需标本,投到适量的固定剂内进行固定。

注意:固定的标本体积要适宜,一般为 1.0 cm×1.0 cm×(0.3～0.5) cm。

(2)灌注固定:

①局部灌注固定:肺、肝等器官由于体积过大,固定剂对标本进行固定时很难渗透进其内部,从而影响整体的固定效果。因此需要借助局部灌注固定方法,通过管道或血管将固定剂送入到标本内部的各个角落,以便较好地获取和保存其组织结构。

②全身灌注固定:通过血管途径将固定剂灌注到所要固定的器官内部,将生活状态的细胞在原位迅速地固定后再行标本取材。

③心插管灌注:适用于大鼠、豚鼠、兔。首先,腹腔注射麻醉药物使动物处于麻醉状态,迅速打开其胸腔,剥开其心包膜,暴露出心及其连接的主动脉,将棉线围绕主动脉打一个松松的棉线结;将灌注针从左心室底部刺入,通过左心室向主动脉伸入,达到主动脉棉线结处后,将棉线结扎紧;将导管的另一端与装有固定剂的吊瓶连接,使其内的固定剂缓缓流入动物体内;随后在其右心耳处剪开一个小孔放血,直至动物的四肢伸展,表明此时固定剂已通过循环系统达到了全身各处。大鼠、小鼠的灌注量为每分钟 5～10 mL,灌注时间为 5～30 分钟,一般灌注后 30 分钟之内进行标本取材,所取材的标本再行同种固定剂固定1～6 小时。

④股动脉插管灌注:对于大动物,如犬、猴,则更宜选用此种灌注方式,先行肌内注射或腹腔内注射麻醉药,使其处于麻醉状态;在实验动物身体一侧的颈动脉或股动脉做切口并插管,采用输液方式将固定剂输入到机体全身;将另一侧相应静脉切开,使得固定剂的输入与机体内血液的排出同时进行,使动物机体固定剂的输入与机体内血液的排出同时进行,从而达到动物机体的初步固定。

4.影响固定作用的因素

(1)固定温度:提高固定剂的温度,可增加固定剂对标本的渗透性,但同时也会增大标本内部有效成分的自溶性和弥散性。常规固定的适宜温度为 20～25 ℃,此范围的温度可以最大限度保存标本形态结构以及组织细胞内某些抗原成分。

(2)标本大小:标本的厚度的选择尤为重要,一般的标本固定原则是在保证其形态结构完整性的同时,标本厚度不应超过 3～4 mm。免疫组织化学所要求的标本,其厚度应在 2～3 mm 为好,否则标本内部固定不完全会影响抗原活性的保存。

(3)容积率:是指固定剂体积与标本体积之比,最佳标本固定的容积率为20～30 倍,最少也不应该低于 10 倍。

（4）固定剂的穿透力：多聚甲醛（paraformaldehyde）、甲醛（formaldehyde）、乙醇（ethyl alcohol）、冰醋酸（glacial acetic acid）等均属于对标本浸透性较强的固定剂，单位时间内穿透标本的厚度相对多一些。

（5）固定时间：常规大小的标本（1.0 cm×1.0 cm×0.5 cm）的固定时间为12～24 小时。

（6）固定剂的 pH 值：要求在 7.2～7.4，这是近似于生理状态下体液的 pH 值范围。许多固定剂的 pH 值均属于偏酸性，但固定剂偏酸性会在标本的染色时导致嗜酸性染色增强。因此，配制固定剂时要注意调整 pH 值。

5.固定后的标本修整

取材时所取下的标本材料很柔软，不能直接切割成切片所要求的形状。为了解决这个问题，可将柔软不成形的标本先固定一段时间，由于固定剂的渗入使标本中的蛋白质、酶、脂肪等成分发生凝固或沉淀而形成一定的硬度，使标本不易变形。在这种情况下可以根据切片的要求对标本进行必要的修整，使标本为近似的长方体、正方体、梯形体（注意标本厚度要适宜，同时要确定好标本切片的方向和切片平面）。

6.固定后的标本冲洗

（1）冲洗的目的：去除标本表面及内部残留的固定剂成分，终止固定剂对标本的进一步作用，有利于后续的实验操作。

（2）冲洗方式：一般流水冲洗 12～24 小时，流水冲洗后的标本可在 50%～70%乙醇中储存数周。

三、脱水

1.脱水的目的

标本经过固定、固定后冲洗过程，其内部含有大量的水分。标本包埋的支持剂是石蜡（paraffin 或 wax）。由于标本内存留的水分不能和石蜡支持剂混合，即使是含有极少量的水分，也会妨碍石蜡对标本内部的渗入，所以为了能使石蜡支持剂更好地渗入到标本内部而获得高质量的石蜡切片，必须在脱水过程中将标本内的水分彻底地除去（见图 3-1）。

2.脱水剂的特性

（1）能与水以任意比例混合。

（2）具有高浓度，也就是具有无水分的浓度。

（3）高浓度的脱水剂能与透明剂任意混合。

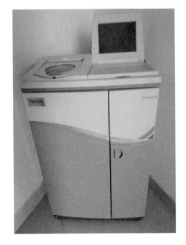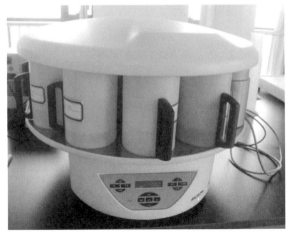

图 3-1 自动化组织脱水机

3.脱水剂的种类

(1)单纯脱水剂:只具有脱去标本内部水分功能的化学试剂,如乙醇、丙酮等。

(2)脱水兼透明剂:具有脱去标本内部水分功能的同时兼有透明功效的化学试剂,如正丁醇、叔丁醇等。

4.常用脱水剂及其应用

(1)乙醇:乙醇是目前最常用的脱水剂。乙醇对标本具有较强的脱水能力,同时可进一步增强标本的硬度。乙醇的穿透速度很快,对标本有较为明显的收缩作用,为了防止脱水过程中标本产生过大的收缩,脱水过程应从低浓度乙醇开始,然后再依次逐步增加其浓度,最后达到无水的状态。一般情况下,标本脱水是从 30%乙醇开始,经过 50%、70%、80%、90%、95%乙醇,最后至 100%乙醇。在 100%乙醇内停留时,中间换一次新的 100%乙醇。

乙醇溶液与标本之比为(20～30):1,若小于这个容积率,有可能造成标本脱水的不彻底,会影响透明、浸蜡的过程。

常规大小的标本在各级浓度乙醇中的停留期限应不短于 3～6 小时。脱水时间的不足,不但会阻碍石蜡液对标本的浸蜡过程,还会在染色中造成切片脱落的情况,以及标本蜡块保存中也会因组织间的少量水分与空气接触而蒸发,呈现标本表面凹陷的现象,严重者会导致标本与石蜡的分离。

(2)正丁醇(n-butanol):脱水能力弱而温和,能与水、乙醇、石蜡混合,具有脱水和透明的双重作用。因此,在这种脱水剂中浸泡过的标本可直接浸入石蜡液内浸蜡。其最大的特点是标本收缩小和脆性小,但脱水所花费的时间却很长。

(3)叔丁醇(t-butanol):可与水、乙醇、二甲苯相混合,既可单独使用,也可与乙醇混合使用,是目前较为常用的一种脱水剂。与正丁醇相比,叔丁醇更不易使标本收缩和变硬,脱水后可直接浸入石蜡液中进行浸蜡。

四、透明

利用有些有机试剂既能与脱水剂(乙醇)混合,又能与石蜡液相融合的特性,来置换标本内脱水剂为浸蜡进行准备的过程,由于此时的标本呈现一种透明的状态,所以此过程被称为标本透明(clearing)。透明过程使用的有机试剂为透明剂(clearing agents),最常用的透明剂是二甲苯。

1.透明的目的

由于所使用的脱水剂多数是不能与石蜡液相混合的,必须通过透明剂(二甲苯)的作用置换出标本内部的脱水剂(乙醇)而导入支持剂(石蜡液)。透明剂充当着“桥梁”的作用,因为透明剂能与脱水剂混溶又能与石蜡液混溶,这样就可以将脱水后的标本与石蜡液很好地联系在一起。

2.透明剂二甲苯及其应用

二甲苯(xylene)是最常用的透明剂,易挥发,为无色透明液体,易溶于乙醇和石蜡液。

二甲苯透明的能力很强,作用较快,最大的缺点是容易使标本收缩,产生变硬、变脆的现象,所以标本不能在其内停留过长的时间,常规大小的标本透明时间为 2～3 小时。

二甲苯不能与水混溶,因此,要求标本必须经过彻底的脱水过程之后才可能使用。

3.标本脱水与透明的关系

标本的脱水过程是一个不可知的过程,通过肉眼观察不能判断标本所处的脱水状况,也就是不能判断标本内是否含有水分或含水分的多少;而透明的过程是一个肉眼可见的变化过程,当标本内部被透明剂所占据,光线可以透过标本呈现出“透明”状态,这表明标本透明过程的完成。若标本脱水不完全,其内或多或少地存有水分,透明过程中标本内部会呈现出近似“枣核”样的不透明结构,不论透明时间延长多少,总会存在这样的结构。这种状态的标本应退回到脱水步骤(100%乙醇),再彻底脱水,使标本内确实无水分存在。

五、浸蜡

透明后的标本投入温度适宜的熔化的石蜡液内,置换出标本内透明剂的过程称为浸蜡。

1.石蜡的选择

操作者以选用熔点为58～60 ℃的石蜡为好,只要室内的温度低于30 ℃,就可以切出厚度为1～15 μm的切片。实际应用中,最常用的石蜡切片厚度是5～10 μm。

2.浸蜡操作

操作者将盛有熔化石蜡液的烧杯置于包埋机热台上,石蜡液与标本体积比例应为(20～30)：1;用解剖镊将透明的标本夹到滤纸上,吸掉其表面多余的透明剂,再夹到盛有石蜡液的浸蜡容器内。常规大小的标本,浸蜡时间为2～3小时,中间更换一次新蜡。

六、包埋

1.包埋的目的

标本浸蜡与包埋的目的在于除去标本中透明剂成分,使熔化石蜡液渗入标本内部,通过冷却过程进一步增强整体硬度,而成为适宜的石蜡标本固体,便于切石蜡薄片。

2.石蜡包埋

浸蜡的标本被放置在包埋盒内的石蜡液中,经快速冷却后形成蜡块的过程就是标本的石蜡包埋。在标本的石蜡包埋过程中,浸入的石蜡液将标本内的各个腔隙及因脱水剂作用而溶解的物质所遗留的空隙都填充起来,起到填平支撑的作用,使标本形成一个密度相近的整体。

(1)石蜡包埋的具体操作:

①准备包埋的用具:包埋机(见图3-2)开机加热熔化石蜡(58～61 ℃)、包埋盒、小解剖镊、甘油等。

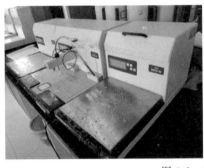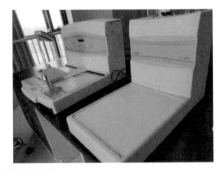

图3-2 石蜡包埋机

②包埋器内表面涂抹微量的甘油,置于包埋机热台上,并倒入洁净的石蜡液。
③小解剖镊在包埋机上加热,将烧杯中浸蜡的标本块取出并放入包埋盒内。

④将标本的标签黏附在包埋盒内侧的边缘。

⑤将包埋盒置于包埋机冷台上(见图 3-3)。

(2)石蜡包埋的注意事项:

①标本的切面向下,并与包埋盒的底面接触。

②包埋时动作迅速,不要使蜡液凝固,用半凝固的石蜡进行标本的包埋,石蜡内会产生许多细小的气泡而影响石蜡对组织结构的支撑性(硬度不够)。

③包埋后应快速放置到包埋机冷台上冷却,使标本与石蜡在较短的时间内凝固形成密度相近的一个整体。

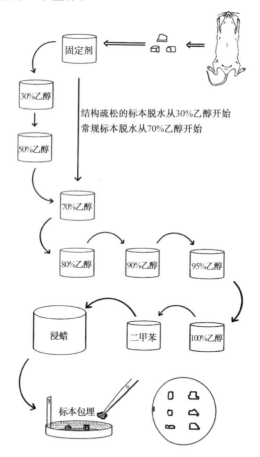

图 3-3　石蜡包埋程序

注:标本固定:12～24 小时。标本脱水:用 70%、80%、90%、95%乙醇,每级乙醇用时为 3～24 小时,100%乙醇用时为 1.5～4 小时(中间换一次新液)。标本透明:1.5～3 小时(中间换一次新液)。标本浸蜡:1.5～3 小时(中间换一次新液)。

七、切片

组织切片术是将组织切成薄片并贴附于玻片上以便进一步进行显微镜下检查的一种方法。

1.石蜡切片法步骤

(1)修蜡块(粗切):用右手匀速旋转切片机轮,修切蜡块表面至包埋其中的组织块完整地全部切到,修块粗切片的厚度为 $15\sim20~\mu m$。电动切片机见图 3-4,手动切片机见图 3-5,平推式切片机见图 3-6。

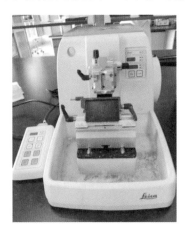 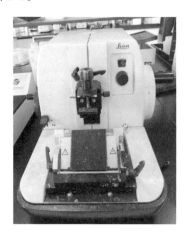

图 3-4　电动切片机　　　　　　　图 3-5　手动切片机

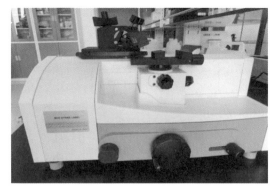

图 3-6　平推式切片机

(2)切片:调节切片厚度调节器(一般为 $4\sim6~\mu m$),进行切片,切出的蜡片应连续成带,完整无缺,厚度适宜($3\sim5~\mu m$)、均匀,无刀痕、颤痕、皱褶、开裂、缺损、松解等。

(3)展片:以专用小镊子轻轻夹取完整、无刀痕、厚薄均匀的蜡片,放入伸展器的温水中(45 ℃左右),使切片全面展开。

(4)捞片:将蜡片敷贴到涂有蛋白甘油或 3-氨丙基-三乙氧基硅烷处理过的载玻片上。蜡片应置放在载玻片右(或左)2/3 处的中央,留出载玻片左(或右)1/3 的位置用于贴附标签。蜡片与载玻片之间无气泡(必须在置放蜡片的载玻片的另一端,用优质记号笔准确清楚标记相应的编号)。

(5)烤片:立即使置放了蜡片的载玻片呈 45°角斜置片刻,待载玻片上的水分流下后,将其置于烤箱中或烤片机上烘烤(60~62 ℃,30~60 分钟),然后进行染色即可。

2.石蜡切片注意事项

(1)切片前拧紧机器螺丝(防止跳刀)。

(2)切片厚度为 3~4 μm(淋巴结、鼻咽、扁桃体的切片厚度为 2~3 μm,脂肪的切片厚度为 5~6 μm)。

(3)切片毛笔应顺着刀背往刀锋扫(否则会割断笔毛,损坏刀锋)。

(4)切片动作轻,用力均匀(用力太猛或速度太快,会导致切片压缩,切片机齿轮磨损)。

(5)室温、冷冻蜡块温度、捞片温度、烤片温度适宜,可切出薄片。

(6)刀片锋利,切片平整无皱褶和收缩。

(7)切片角度从 5°为最佳。

(8)若主轴过度伸缩距离太长,遇见硬组织会引起震刀现象。

(9)切片应光面朝下(紧贴切片刀,光面朝下不易产生皱褶和气泡)。

(10)避免污染(切片刀上碎屑应扫干净,摊片水捞干净或经常换水)。

(11)尽量用旧刀片修复,新刀片切片。

(12)摊片水温应选择 45 ℃,这样切片易展平又不熔化;用 10％~20％酒精摊片时张力变大,但不能浓度太高,否则会大漂崩裂。

(13)用镊子辅助将组织贴在玻片合适位置。

(14)细小组织(穿刺、内镜小标本)可多贴几张。

(15)玻片干净,防止脱片(血块、脑组织、脂肪等厚切片用蛋白甘油玻片)。

3.石蜡切片常见技术问题与对策

(1)问题:切片卷成致密团。

原因:①刀钝;②倾斜角太小;③切片太厚。

对策:①用新的刀片;②如果间隙角充分,降低刀的倾斜度;③降低切片的厚度。

(2)问题:切片破碎或切不成片。

原因:组织固定、脱水、透明不彻底,浸蜡不透,以及脱水、透明过度,浸蜡包埋时温度过高或时间过久。

对策：①优化组织处理；②及时更换试剂。

（3）问题：过分压缩。

原因：①刀片钝；②对于组织，石蜡太软；③用力太猛和速度太快。

对策：①用新的刀片；②使组织表面变冷，重新切取；③动作轻，用力均匀。

（4）问题：切片不连续呈条带状（不连片）。

原因：①刀刃不锋利、刀间隙角度大、刀边碎片；②蜡块内组织上下端留蜡边太少或不整齐；③室温过低或石蜡过硬；④切片过厚。

对策：①移动刀口或更换刀片，检查刀的角度，清洁刀片和刀片架背面；②在低熔点的石蜡中重新包埋组织；③提高室内温度或温暖蜡块表面（可用哈气等方法）；④切片厚度适宜（如常规组织、淋巴结、脂肪选不同厚度）。

（5）问题：切片易黏附于组织块。

原因：①间隙角不足；②室温过高或包埋石蜡熔点低；③刀片、组织块边缘的碎片；④组织条的静电。

对策：①增加间隙角；②清洁刀边；③修剪组织块的边缘；④湿润刀片机周围的空气，地上洒水，开启加湿器；⑤放置静电防护器。

（6）问题：切片条带弯曲不直，切片带则向窄侧弯曲。

原因：①蜡块上下两面不平行；②蜡块下边与刀口不平行；③切片处刀锋不一致；④组织本身硬度不一。

对策：①重新修整蜡块，使上下两边平行；②将蜡块移正，与刀口 保持平行；③移动切片或更换刀片；④修去组织较软侧的蜡边。

（7）问题：组织块脱落。在粗修蜡块时，蜡块突然脱落至刀口上，可致组织蜡块严重损伤，甚至无法利用。

原因：①包埋组织时，先放组织后放蜡，组织块与包埋蜡粘贴不牢；②蜡块冻时间过长，易出现蜡块脱落现象。

对策：①包埋先放石蜡再放组织，速度尽可能快，切削时要时刻留心。

（8）问题：组织切片不完整，染色后切片与组织块比对时，常缺损。

原因：①取材时未取中病灶，组织块太大太厚；②多块组织包埋时排列不佳；③组织块内组织部平坦；④组织包埋方向失误；⑤切片时粗修过多（切削过深）或过少（没有切到足够深度）。

对策：①组织太大，脱水不好，应取材厚度 3 mm 为佳；②确保组织在包埋模中均匀铺平；③熟悉各种组织块的切面特点，与医生达成意见，避免包埋方向的失误（囊壁、管腔竖直包埋）；④切片方向：纤维、肌肉走向与刀片平行；肠壁、胃壁由黏膜→黏膜下→基层→浆膜层；皮肤由表皮至真皮；原则为软至硬，易至难,主至次;⑤调整蜡块角度,确保获得完整的切片。

(9)问题:筛状空洞。筛状空洞是由于组织蜡块经冷冻后,石蜡硬度及脆性升高,切片时切削厚度太大,造成石蜡及组织不均匀剥脱而形成。

原因:①如果在切片时,经粗切后,切面未经微切,便取用组织片,制片后必可见到组织片上大量的空洞,这些空洞大小不一,肉眼观察并不明显,但低倍镜一目了然;②可发生在任何组织块,肝脏、扁桃体、淋巴结、脾脏和脑组织中更常见;③刀钝也可引起空洞。

对策:①粗修组织完整后再精修至表面均匀,无白点后捞片;②过脆组织可在蜡块表面用湿纱布擦拭,用拇指涂抹组织表面,哈气;③确保切片刀锋利。

(10)问题:切片过厚,显微镜上下聚焦时,可以看见两层明确的细胞核。

原因:①切片机维护不当;②切片厚度设置错误;③石蜡太软(熔点太低);④石蜡过热;⑤刀钝。

对策:①降低切片厚度设置;②保养机器,定期校准和润滑;③使用适合组织类型和密度熔点的石蜡;④常规病理组织切片厚度在 $3\sim4\ \mu m$,淋巴结、脾脏、胸腺、扁桃体、鼻咽组织等含淋巴细胞成分多的组织,薄切 $2\sim3\ \mu m$,脂肪切片厚度为$5\sim6\ \mu m$。

(11)问题:切片纵裂或纵行损伤,有刀痕。"刀痕"与组织切片时刀锋运行方向一致,呈垂切状的小条纹或组织破坏,通常贯穿整张切片。

原因:①组织中含有钙化点、钉、缝合线或纸屑等异物;②切口有缺损;③刀口不洁,含有毛屑、碎组织、皮棉或石蜡等;④石蜡中有杂质。

对策:①更换刀或移动刀片到新区域;②实用表面脱钙法(30% HCl);③仔细清洁刀刃以去除多余的石蜡;④如果石蜡中有异物,用干净的石蜡重新包埋组织。

(12)问题:出现切片厚度不匀、"跳刀"、抖动、"百叶窗帘""搓衣板"情况。组织切片染色后呈一深一浅、一明一暗的波浪状,实质是切片刀刀锋的震动所致(俗称"跳刀")。

原因:①组织处理过程中脱水过度;②切片刀不锋利;③刀间隙角(或倾斜度)太大;④切片速度太快;⑤切片机不见松动或磨损,包括组织块或刀夹松动;⑥组织致密或坚实;⑦主轴伸出太长。

对策:①处理过程中减少脱水时间;②更换刀片或刀口;③减少刀倾斜度;④蜡块表面用湿纱布,用拇指涂抹组织表面,哈气;⑤均速慢切;⑥确保和组织块有关的螺丝拧紧夹牢;⑦主轴摇回复原。

(13)问题:皱褶、折叠。通常皱褶为三层组织覆盖在一起,常发生在组织中间,折叠仅两层组织,常发生在组织边缘。

原因:①摊片温度不合适,组织未充分伸展;②刀不够锋利和刀的角度大;③石蜡熔点低、过软或室温较高;④组织缺乏一致性。

对策:①组织切片时,厚度调小一度,边切边向蜡块吹气,切片会平整(从10%～20%酒精移至 45 ℃水中,利用浓度差、水的张力将切片摊开)。②检查摊片水温,太冷,切片不容易展开;太热,组织接触水时就产生皱褶和折叠,组织细胞会散开。③重新放置刀片或移动到其他区域。④检查刀的角度和切片的厚度是否合适。

(14)问题:组织切片裂缝、碎裂;组织形态破坏,或切片出现裂缝或碎裂。

原因:①组织固定和处理不完全,摊片时发生裂解;②摊片时间太长致过度伸展;③摊片水温过高;④摊片过程中使用镊子撑开过大;⑤在放入烘片机前,切片没有很好的排水。

对策:①确保固定和处理完全;②在摊片的时轻轻伸展蜡带,去除皱褶和折叠;③降低摊片水温;④在切片和漂片过程中,小心操作蜡带;⑤在烘烤切片前应很好的排水。

(15)问题:组织切片出现栅状裂和龟裂。栅状裂是指切片像栅栏样,形成一行行排列整齐的裂痕;龟裂是指组织中有不规则的裂缝,类似于干旱时地面上出现的爆裂,如龟背状。

原因:①固定不完全;②透明和浸蜡不充分;③摊片水温过高;④过度脱水,去除了蛋白质结合的水,使组织发脆,当漂浮在水面时可能会裂开;⑤切片过程中过度冷冻。

对策:①优化组织脱水过程;②降低摊片水温;③切片过程中切勿使用冷却喷雾剂,细胞易缩小;④匀速慢切,边切边对蜡块吹气。

(16)问题:组织切片有人为划痕,组织形态因外力作用被破坏,或切片出现划痕、撕裂。

原因:①切片、染色或封片过程中使用器具划痕。

对策:①在切片和漂片过程中,小心操作蜡带;②切片放入染色架或封固时小心操作,避免玻片角划伤组织;③封固后,玻片或解除切片的器具彼此分开。

(17)问题:组织切片上有漂浮物、碎片。各种材料,如鳞状上皮细胞或其他组织、细胞碎片,沉积在切片表面或下方的载玻片上。

原因:①摊片机水槽中的碎片,如头皮屑或手部干燥皮肤的鳞状细胞;②摊片机水槽中以往留下的细胞材料。

对策:①每个蜡块切片之间用擦拭纸巾(或类似材料)清洁水槽表面;②如果固定不良的组织在水槽里"爆炸",在切下一个病例前应更换溶液;摊过含血组织的切片后也必须更换溶液。

(18)问题:其他严重的组织污染("漂浮物")问题。例如,一位患者的组织可能污染其他患者的切片,如果组织类型相同,可能无法识别。污染物通常来自高度易碎的组织,如绒毛、大肠息肉和睾丸肿瘤。

原因:①水浴锅维护和清洗不当;②组织在取材台或包埋时携带污染;③在放入包埋盒之前,未包埋好易碎的组织。

对策:①取材每个病例之间,应清洗器械,特别是钳子;②包埋每个组织块之前,应特别清洁器械;③组织处理前,易碎组织应用滤纸或纱布包好;④在每个病例和组织块之间应水洗;⑤在不正确的固定或摊片处理组织后,应及时清洗摊片机并更换溶液。

(19)问题:切片有气泡,切片中出现圆形区域,比周围区域染色更深;与盖玻片封片时气泡形成对比,气泡染色不深。

原因:捞片时,切片下面有气泡。在烘干或染色过程中气泡破裂,该区域在切片上部和下方都染色,导致气泡的区域呈现更深的染色。

对策:①切片的光滑面朝下捞片,避免气泡;②在倒入摊片机前,水放置一个晚上,使所有的气泡逸出;③摊片机底部有气泡,可用毛笔搅动摊片机中的水,赶走气泡。

(20)问题:切片存在滑石粉,结晶物污染。

原因:一次性手套表面的滑石粉。

对策:使用无粉手套。

4.石蜡切片法总结

(1)切片质量的好坏,与组织的取材、固定,特别是与脱水、透明、浸蜡、包埋的好坏密切相关。

(2)胃、肠、胆囊和皮肤等分层多,切片时由黏膜切向浆膜,皮肤应有表皮切向真皮。

(3)经常保持刀刃和蜡块边缘的清洁。

(4)检查切片机各部件,尤其是固定蜡块和切片刀的螺丝应旋紧。

(5)刀架在刀座上的倾斜角度 5°为宜,过大则切片上卷,不易连接在一起;过小则切片易皱起。

(6)切片机的转运速度以 40～60 次/分为宜。

(7)切酥脆的肝、脾、脑、血栓等组织时,操作者用力要轻,切片机转速宜慢。

(8)石蜡切片的厚度通常为 3～4 μm,淋巴组织切片厚度为 2～3 μm,脂肪切片厚度为 5～6 μm。

(9)切片时注意安全(切完上锁以防割手)。

(10)伸展切片的温度及时间:一般低于包埋石蜡熔点 5～10 ℃,多数情况下以 45～48 ℃为宜;水温过低则不易舒展,过高则切片速溶解。胃、肠、胆囊等分层多且易分离的组织展片的水温应低,时间宜短;气管、支气管展片的水温应高,时间宜久。

(11)经常保持展片温水的清洁,随时清除水中的组织碎片、蜡屑等。

(12)展片时应注意将切片之光亮面向下,避免产生气泡。

(13)切片应敷贴在载玻片中间偏右侧的位置上。

第二节　石蜡切片苏木精—伊红染色法

苏木精—伊红染色法(hematoxylin-eosin staining),简称 HE 染色法,是石蜡切片技术里常用的染色法之一。苏木精染液为碱性,主要使细胞核内的染色质与胞质内的核酸着紫蓝色;伊红为酸性染料,主要使细胞质和细胞外基质中的成分着红色。

一、试剂与仪器

1.0.5%～1%伊红水溶液

配制方法:称取伊红 Y 0.5～1 g,加 100 mL 蒸馏水溶解后,再加几粒麝香草酚结晶用以防腐。

2.苏木素染液(配制 300 mL,可按比例减少)

苏木精	2 g
无水乙醇	100 mL
钾明矾(硫酸铝钾)	3 g
蒸馏水	100 mL
冰醋酸	10 mL
甘油	100 mL

配制方法:将苏木素溶于无水乙醇,再将硫酸铝钾溶于蒸馏水,溶解后将甘油倾入一起混合,最后加入冰醋酸。

3.1%盐酸酒精分化液

配制方法:将 1 mL 浓盐酸加入 99 mL 70%酒精中即可。

二、操作步骤

1.石蜡切片 HE 染色步骤

(1)切片脱蜡及水化:干燥后的切片需脱蜡及水化才能在水溶性染液中进行染色;用二甲苯脱蜡,再逐级经纯酒精及梯度酒精直至蒸馏水,具体用时如下:

二甲苯（Ⅰ）　　　　　　　　10 分钟

二甲苯（Ⅱ）　　　　　　　　10 分钟

100％乙醇　　　　　　　　　3 分钟

95％乙醇　　　　　　　　　　3 分钟

90％乙醇　　　　　　　　　　3 分钟

80％乙醇　　　　　　　　　　3 分钟

70％乙醇　　　　　　　　　　3 分钟

蒸馏水　　　　　　　　　　　5 分钟

（2）苏木精染液染色：10～15 分钟，自来水洗 3 分钟。

（3）分色：0.5％～1％盐酸乙醇（70％乙醇）浸泡 30 秒，自来水快洗 30 秒。

（4）蓝化：0.5％～1％氨水浸泡 30 秒～1 分钟，自来水洗 3 分钟，光镜下镜检细胞核分色质量。

（5）1％伊红水溶液染色 5～10 分钟。

（6）蒸馏水速洗 30 秒。

（7）70％乙醇速洗 30 秒。

（8）80％乙醇速洗 30 秒。

（9）90％乙醇速洗 30 秒。

（10）95％乙醇速洗 30 秒～1 分钟，光镜下镜检细胞核与细胞质颜色对比情况。

（11）脱水：

无水乙醇（Ⅰ）　　　　　　　3 分钟

无水乙醇（Ⅱ）　　　　　　　3 分钟

（12）透明：

二甲苯（Ⅰ）　　　　　　　　3 分钟

二甲苯（Ⅱ）　　　　　　　　3 分钟

（13）用中性树胶、盖玻片封固

2.冷冻切片 HE 染色步骤

（1）冰冻切片固定 10～30 秒。

（2）稍水洗 1～2 秒。

（3）苏木精液染色（60 ℃）30～60 秒。

（4）流水洗去苏木精液，时间为 5～10 秒。

（5）1％盐酸乙醇浸泡 1～3 秒。

（6）稍水洗 1～2 秒。

（7）促蓝液返蓝染色 5～10 秒。

(8)流水冲洗 15～30 秒。

(9)0.5％曙红液染色 30～60 秒。

(10)蒸馏水稍洗 1～2 秒。

(11)80％乙醇 1～2 秒。

(12)95％乙醇 1～2 秒。

(13)无水乙醇 1～2 秒。

(14)石炭酸二甲苯 2～3 秒。

(15)二甲苯(Ⅰ)2～3 秒。

(16)二甲苯(Ⅱ)2～3 秒。

(17)用中性树胶、盖玻片封固。

注：第(14)步如果不用石炭酸二甲苯,可改用无水乙醇。

3.染色结果

细胞核呈蓝色,胞质、肌纤维、胶原纤维和红细胞呈深浅不一的红色。

4.注意事项

切片经 HE 染色后,要彻底脱水透明,才能用中性树胶封盖。如果脱水不彻底,封片后呈白色雾状,镜下观察模糊不清,且容易褪色。切片可用 1～2 级无水乙醇脱水,也可使用石炭酸二甲苯进行脱水。石炭酸有较强脱水能力,但长时间可使切片脱色,因此要经过多次二甲苯以使石炭酸完全除去。

三、结果的判断

细胞核被苏木精染成鲜明的蓝色,软骨基质、钙盐颗粒呈深蓝色,黏液呈灰蓝色。细胞浆被伊红染成深浅不同的粉红色至桃红色,胞浆内嗜酸性颗粒呈反光强的鲜红色。胶原纤维呈淡粉红色,弹力纤维呈亮粉红色,红血球呈橘红色,蛋白性液体呈粉红色(见图 3-7)。

着色情况与组织或细胞的种类有关,也随其生活周期及病理变化而改变。例如,细胞在新生时期胞浆对伊红着色较淡或轻度嗜碱,当其衰老时或发生退行性变则呈现嗜伊红浓染。胶原纤维在老化和出现透明变性时,伊红着色由浅变深。

干燥后的切片需脱蜡及水化才能在水溶性染液中进行染色。用二甲苯脱蜡,再逐级经纯酒精及梯度酒精直至蒸馏水。如果染料配制于酒精中,则将切片移至与酒精近似浓度时,即可染色。

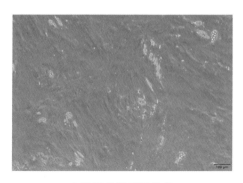
大鼠肾组织 HE 染色

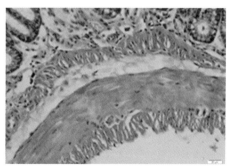
小鼠肠组织 HE 染色

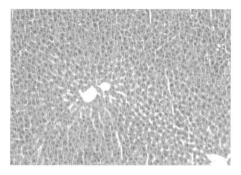
人正常肝组织 HE 染色

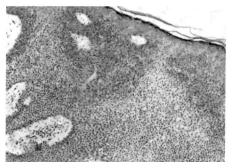
人舌鳞状细胞癌组织 HE 染色

图 3-7 各种组织的 HE 染色示例

第三节 冰冻切片技术

冰冻切片(frozen section)是一种在低温条件下使组织快速冷却到一定硬度,然后进行切片的方法。因其制作过程较石蜡切片快捷、简便,而多应用于手术中的快速病理诊断。最常用的冰冻切片法是低温恒冷箱冰冻切片法(见图3-8、图3-9)。

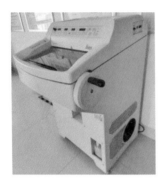
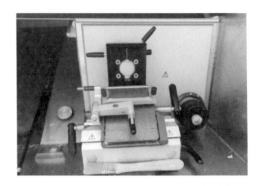

图 3-8　低温恒冷箱冰冻切片机　　图 3-9　低温恒冷箱冰冻切片机内部结构

一、冰冻切片的优缺点

1.冰冻切片的优点

(1)简便、快速,可以不需要对组织进行固定、脱水、透明、包埋等手续即可进行切片,减少了一些中间环节。

(2)组织变化不大。

(3)能很好保存脂肪、类脂等成分。

(4)能够比较完好地保存各种抗原活性及酶类,特别是对于那些对有机溶剂或热的温度耐受能力较差的细胞膜表面抗原和水解酶保存较好。因此,适合制作免疫荧光、免疫组织化学切片。

2.冰冻切片的缺点

(1)不容易做连续切片。

(2)切取的组织不能过大,组织过大不容易冻结或者组织冻结不均,影响切片及染色效果。

(3)不容易制作较薄的切片。

(4)组织块在冻结过程中容易产生水的结晶而影响细胞的形态结构及抗原物质的定位,并且组织结构也不如石蜡切片清晰。

二、冰冻切片的操作方法和步骤

(1)取材:取未固定的组织,不能太大太厚,厚者冰冻费时,大者难以切完整,最好为 24 mm×24 mm×2 mm。

(2)取出组织支承器,放平摆好组织,周边滴上包埋剂,速放于冷冻台上冰冻;小组织冰冻时应先取一支承器,滴上包埋剂让其冷冻,形成一个小台后,再放上细小组织,滴上包埋剂后冰冻。

(3)将冷冻好的组织块,夹紧于切片机支承器上,启动粗进退键,转动旋钮,将组织修平。

（4）调好欲切的厚度,根据不同的组织而定,原则上是细胞密集的薄切,纤维多细胞稀的可稍微厚切,一般在 $5 \sim 10~\mu m$。

（5）调好防卷板,制作冰冻切片,关键在于防卷板的调节上,这就要求操作者要细心,准确地将其调较好,调校至适当的位置。切片时,切出的切片应能在第一时间顺利地通过防卷板间的通道,平整地躺在持刀器的铁板上。这时便可掀起防卷板,取一载玻片,将其敷贴上。

（6）应视不同的组织选择不同的冷冻温度。冷冻箱中冷冻温度的高低,主要根据不同的组织而定,不能一概而论。如切未经固定的脑组织,肝组织和淋巴结时,冷冻箱中的温度不能调太低,应在 $-15 \sim -10~℃$ 左右;切甲状腺、脾、肾、肌肉等组织时,可调至 $-20 \sim -15~℃$;切带脂肪的组织时,应调至 $-25~℃$ 左右;切含大量的脂肪时,应调至 $-30~℃$。

三、冰冻切片时的注意事项

（1）防卷板及切片刀和持刀架上的板块应保持干净,需经常用毛笔挑除切片残余和用柔软的纸张擦,有时需要每切完一张切片后就用纸擦一次。因为这个地方是切片通过和敷贴的地方,如果有残余的包埋剂粘于刀或板上,将会破坏甚至撕裂切片,使切片不能完整切出。

（2）多例多块组织同时需做冰冻切片时,可各自放于不同的支承器上,于冷冻台上冻起来,然后依据不同的编号,依序切片。这样做既不费时也不会乱。

（3）放置组织冰冻前,应视组织的形状及走势来放置。所谓"砍柴看柴势",切片也是如此,如果胡乱放置,就不能得到很好的效果。

（4）组织块不需经各种固定液固定,尤其是含水的固定液,在未达到固定前,更不能使用。临床快速冰冻切片,不需要预先固定,一是为了争取时间,二是固定了的组织,反而增加了切片的难度。如果使用未完全固定的组织做冰冻切片,就会出现冰晶。这是因为含水的固定液在组织未经固定前,其中的水分也可渗到组织中去,当冰冻发生时,这些水分就存留于组织中,形成了冰晶。

（5）当切片时,如果发现冰冻过度时,可将冰冻的组织连同支承器取出来,在室温停留片刻,再行切片,也可用口可哈气,或者用大拇指按压组织块,以此来软化组织,再行切片;另外,可调高冰冻点。

（6）用于敷贴切片的载玻片,不能存放于冷冻处,于室温存放即可。因为当敷贴切片时,从室温中取出的载玻片与冷冻箱中的切片有一种温度差,当温度较高的载玻片敷贴上温度较低的切片时,由于两种物质间温度的差别,它们接触时,分子彼此间就会发生转移从而产生了一种吸附力,使切片与载玻片牢固地敷贴在一起。如果使用冷藏的载玻片来敷贴切片,由于温度相同,则不会发生上述的现象。

四、冰冻切片的快速 HE 染色法

冰冻切片敷贴于载玻片后,立即放入恒冷箱中的固定液固定 1 分钟后即可染色。以往,为了防止切片脱落,当切片敷贴于载玻片后,即用电吹风吹干后再固定。实验对比显示这种做法欠妥,未经固定的切片经过强热作用后,蛋白发生变性,核内含有的物质由于热的作用融合在一起,染色后镜下分辨不出核内的各种物质。冰冻切片敷贴于载玻片后,立即放入恒冷箱中的固定液固定,这样可以使切片中细胞内各种物质都在没有任何变化的情况下被固定起来,从而使核染色质清晰、核仁明显,其他物质也都可以完好保存。

冰冻切片快速 HE 染色方法如下:

(1)切片固定 30 秒～1 分钟。

(2)进行水洗。

(3)进行染苏木素 3～5 分钟。

(4)进行分化。

(5)于碱水中返蓝 20 秒。

(6)进行伊红染色 10～20 秒。

(7)进行脱水、透明、中性树胶封固。

整个过程包括冰冻组织 1～2 分钟、切片 1 分钟、固定 1 分钟、染色共 5 分钟,总共在 10 分钟内完成快速制片过程,与石蜡切片不相上下。

第四节　免疫组织化学染色方法

免疫组织化学(immunohistochemistry,IHC)是利用抗原与抗体特异性结合的原理,通过化学反应使标记抗体的显色剂(荧光素、酶、金属离子、同位素)显色来确定组织细胞内抗原(多肽和蛋白质),对其进行定位、定性及定量的研究。

常用的免疫组织化学染色方法包括卵白素-生物素-过氧化物酶复合物法(ABC 法)、链霉素卵白素(SP 法)、链霉素卵白素碱性磷酸酶(SAP 法)和二步法(Envision 法)。

一、卵白素-生物素-过氧化物酶复合物法(ABC 法)

1.原理

本方法是利用卵白素(avidin)与生物素(biotin)特有的高度亲和力这一生

物学特性,先将生物素与辣根过氧化物酶(horseradish peroxidaase,HRP)结合,形成生物素化 HRP,以生物素化 HRP 与卵白素按一定比例混合,形成卵白素-生物素-过氧化物酶复合物(avidin-biotin-HRP complex,ABC)。其具体步骤是:特异性抗体与组织中抗原结合形成抗原-抗体复合物;生物素化二抗再与特异性抗体反应;然后加入 ABC 复合物,形成抗原+特异性抗体+生物素化二抗+卵白素+生物素+HRP 复合物,最后 DAB 显色(见图 3-10)。

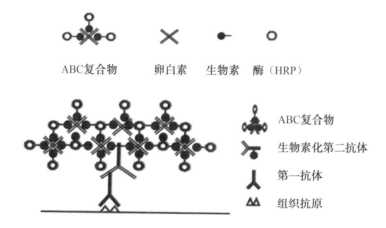

图 3-10　免疫组织(细胞)化学 ABC 法示意图

2.ABC 染色方法

(1)ABC 检测试剂盒(北京中杉金桥生物技术公司)的内容如下:

①封闭用血清(1：50 稀释)。

②生物素标记Ⅱ抗(1：200 稀释)。

③卵白素(抗生物素)。

④生物素化辣根过氧化物酶。

注:ABC 复合物:卵白素和生物素化辣根过氧化物酶按 1：100 稀释比例等量混合,放置 30 分钟后使用。

(2)染色步骤:

①脱蜡:在室温条件下使用二甲苯 2 次,每次 5～10 分钟。

②水合:100%乙醇→100%乙醇→95%乙醇→90%乙醇→80%乙醇→70%乙醇→蒸馏水,每级 3 分钟。

③微波加热抗原修复:将石蜡切片转入盛有 0.01 mmol/L 枸橼酸缓冲液(pH 值为 6.0)的塑料或玻璃容器中,微波(高档功率)加热 1～2 分钟,改用 4 挡功率保持 96 ℃ 15～20 分钟;待容器自然冷却至室温;PBS 洗涤 3 次,每次 3 分钟。

④使用 3.3%过氧化氢,在室温条件下孵育 5～10 分钟,之后蒸馏水冲洗,

PBS 浸洗 5 分钟。

⑤使用 PBS 洗涤 3 次,每次 3 分钟。

注:以下反应均需在湿盒中进行。

⑥封闭用血清,在室温条件下孵育 10 分钟,之后倾去血清,勿洗。

⑦滴加适当比例稀释的Ⅰ抗(实验者自选),在 37 ℃条件下孵育 60～90 分钟或在 4 ℃的冰箱中过夜。

⑧PBS 洗涤 3 次,每次 3 分钟。

⑨生物素标记的Ⅱ抗,在室温条件下孵育 30 分钟。

⑩使用 PBS 洗涤 3 次,每次 3 分钟。

⑪ABC 复合物,在室温条件下孵育 30～60 分钟。

⑫使用 PBS 洗涤 3 次,每次 3 分钟。

⑬用显色剂(DAB-H2O2)进行显色反应,5～20 分钟后,光镜下控制显色程度,之后用蒸馏水洗中止显色反应。

⑭细胞核复染:用苏木素染色 30 秒～1 分钟。蓝化:流水冲洗 10 分钟。

⑮脱水:70%乙醇→80%乙醇→90%乙醇→95%乙醇→100%乙醇(2 次),每级 3～5 分钟。

⑯透明:使用二甲苯 2 次,每次 3～5 分钟。

⑰使用中性树胶封固。

(3)染色结果:DAB 显色的抗原-抗体复合物呈棕色,细胞核呈蓝色。

若选用 AEC 显色剂显色,10～20 分钟后,光镜下控制显色程度,之后蒸馏水中止显色反应,水溶性封片剂封固切片,抗原-抗体复合物呈红色。

二、链霉素卵白素(SP 法)

1.原理

链霉素卵白素(strepavidin,SA)是从链霉菌培养物中分离出的一种蛋白质。链霉素卵白素与生物素的亲和力强于卵白素,但链霉素卵白素却几乎不与内源性生物素结合,因此,链霉素卵白素是一种更接近完美的生物素结合蛋白。

链霉素卵白素-生物素法(strepavidin-biotin complex methods,SP 法)的基本原理与 ABC 法相似,但不同的是链霉卵白素与生物素化 HRP 酶结合,形成链霉卵白素-生物素化酶复合物。这种复合物再与生物素标记的Ⅱ抗结合,通过酶的显色反应来检测抗原存在的部位(见图 3-11)。

SP 法的特点:SP 法是 ABC 法在使用过程中产生的方法变型,其敏感性增加了 4～8 倍。链霉抗生物素由于减少了与内源性生物素的结合,从而减低了标本内的非特异性反应,使得特异性阳性结果更加明显。

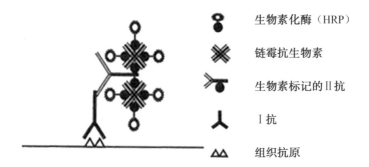

生物素化酶（HRP）

链霉抗生物素

生物素标记的Ⅱ抗

Ⅰ抗

组织抗原

图 3-11　免疫组织(细胞)化学 SP 法示意图

2.SP 染色方法

(1)通用 SP 试剂盒(北京中杉金桥生物技术公司 SP-9000 试剂盒)内容如下:

①内源性过氧化物酶阻断剂(3%过氧化氢去离子水)。

②封闭用正常山羊血清(3%～5%正常血清)。

③生物素标记通用型Ⅱ抗(生物素标记山羊抗小鼠/兔 IgG 聚合物)。

④辣根过氧化物酶标记链霉卵白素工作液。

(2)SP 法染色步骤:

①脱蜡:在室温的条件下使用二甲苯 2 次,每次 5～10 分钟。

②水合:100%乙醇→100%乙醇→95%乙醇→90%乙醇→80%乙醇→70%乙醇→蒸馏水,每级 3 分钟。

③微波加热抗原修复:将石蜡切片转入盛有 0.01M 枸橼酸缓冲液(pH 值为 6.0)的塑料或玻璃容器中,微波(高挡功率)加热 1～2 分钟,改用 4 挡功率保持 96 ℃ 15～20 分钟;待容器自然冷却至室温,使用 PBS 洗涤 3 次,每次 3 分钟。

④使用 3.3%过氧化氢去离子水,在室温条件下孵育 5～10 分钟,之后用蒸馏水冲洗。

⑤使用 PBS 洗涤 3 次,每次 3 分钟。

注:以下反应均需在湿盒中进行。

⑥封闭用正常山羊血清,在室温条件下孵育 10～15 分钟。倾去血清,勿洗。

⑦滴加适当比例稀释的Ⅰ抗(实验者自选),在 37 ℃条件下孵育 2～3 小时或在 4 ℃冰箱过夜。

⑧使用 PBS 洗涤 3 次,每次 3 分钟。

⑨生物素标记通用型Ⅱ抗,在 37 ℃条件下或室温孵育 30 分钟。

⑩使用 PBS 洗涤 3 次,每次 3 分钟。

⑪辣根过氧化物酶标记链霉卵白素,在 37 ℃或室温条件下孵育 30 分钟。

⑫PBS 洗涤 3 次,每次 3 分钟。

⑬使用显色剂(DAB-H$_2$O$_2$)显色,5～20 分钟后,在光镜下控制显色程度,之后用蒸馏水洗中止显色反应。

⑭细胞核复染:使用苏木素染色 30 秒～1 分钟。蓝化:流水冲洗 10 分钟。

⑮脱水:70%乙醇→80%乙醇→90%乙醇→95%乙醇→100%乙醇(2 次),每级 3～5 分钟。

⑯透明:使用二甲苯 2 次,每次 3～5 分钟。

⑰使用中性树胶封固。

(3)染色结果:DAB 显色的抗原-抗体复合物呈棕色,细胞核呈蓝色。

若选用 AEC 显色剂显色,5～20 分钟后,在光镜下控制显色程度,之后用蒸馏水洗中止显色反应,水溶性封片剂封固切片,抗原-抗体复合物呈红色。

三、链霉素卵白素碱性磷酸酶(SAP 法)

1.原理

SAP 法与 SP 法的原理相同,只是将链霉抗生物素连接的过氧化物酶(HRP)替换成 SAP 法碱性磷酸酶(ALP),经酶的显色反应,即可光镜下定位阳性反应产物。

2.SAP 染色方法

(1)SAP 法检测试剂盒(北京中杉金桥生物技术公司 SAP-9100 试剂盒)内容如下:

①封闭用正常羊血清。

②生物素标记通用型二抗工作液(IgG/Bio)(生物素标记羊抗小鼠、兔、豚鼠和大鼠 IgG)。

③碱性磷酸酶标记链霉卵白素(S-A/AP)。

(2)SAP 染色法步骤:

①脱蜡:在室温条件下使用二甲苯 2 次,每次 5～10 分钟。

②水合:100%乙醇→100%乙醇→95%乙醇→90%乙醇→80%乙醇→70%乙醇→蒸馏水,每级 3 分钟。

③微波加热抗原修复:将石蜡切片转入盛有 0.01 mmol/L 枸橼酸缓冲液(pH 值为 6.0)的塑料或玻璃容器中,微波(高挡功率)加热 1～2 分钟,改用 4 挡功率保持 96 ℃ 15～20 分钟;待容器自然冷却至室温,使用 PBS 洗涤 3 次,每次 3 分钟。

④使用 3%过氧化氢去离子水,在室温条件下孵育 5～10 分钟,之后用蒸馏水冲洗。

⑤使用 PBS 洗涤 3 次,每次 3 分钟。

注:以下反应均需在湿盒中进行。

⑥封闭用正常羊血清,在室温条件下孵育 10 分钟,倾去血清,勿洗。

⑦滴加适当比例稀释的Ⅰ抗(实验者自选),在 37 ℃条件下孵育 60～90 分钟或在 4 ℃的冰箱过夜。

⑧使用 PBS 洗涤 3 次,每次 3 分钟。

⑨生物素标记的通用型Ⅱ抗,在 37 ℃条件下孵育 10～15 分钟。

⑩使用 PBS 洗涤 3 次,每次 3 分钟。

⑪碱性磷酸酶标记的链霉抗生物素,在室温条件下孵育 10～15 分钟。

⑫使用 PBS 洗涤 3 次,每次 3 分钟。

⑬使用显色剂(BCIP/NBT-H_2O_2)显色,20～40 分钟后,在光镜下控制显色程度,之后用蒸馏水洗中止显色反应。

⑭细胞核复染:核固红染色 30 秒～1 分钟,之后用蒸馏水浸洗。

⑮使用水溶性封片剂封固切片。

(3)染色结果:BCIP/NBT 显色的抗原-抗体复合物呈蓝紫色,细胞核呈红色。注意使用 BCIP/NBT 显色剂进行显色反应,切片不能经乙醇脱水,否则阳性物质溶解消失。

若选用 AP-Red 显色剂显色,20～40 分钟后,在光镜下控制显色程度,之后用蒸馏水洗中止显色反应;复染细胞核用梅耶(Mayer)苏木精染色 30 秒～1 分钟;蓝化包括流水冲洗 10 分钟,用水溶性封片剂封固片,抗原-抗体复合物呈红色,细胞核呈蓝色。

四、二步法(Envision 法)

1.原理

标本内抗原与Ⅰ抗结合后,标记有多聚化合物酶复合物(Envision 复合物)的Ⅱ抗与Ⅰ抗结合,经酶促反应进行显色定位。

Envision 复合物:将Ⅱ抗抗体分子的一个 Fc 段和 HRP/ALP 通过聚合技术结合在线状的葡聚糖上(见图3-12)。Envision 的特点是每一分子的 Envision 复合物中约含 70 个酶分子(HRP 或 ALP)和 10 个Ⅱ抗分子,与其他方法相比具有高度的放大作用,同时也增加了与Ⅰ抗分子结合的机会。另外,因机体内不存在这种葡聚物,使得免疫组织(细胞)化学无非特异性着色,从而使背景非常干净。此外,染色步骤为两步,使实验操作更简便、省时(约节约 1/3 时间)。

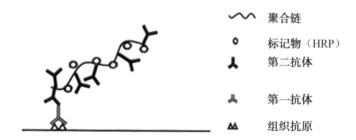

图 3-12　免疫组织(细胞)化学新型间接法(Envision 法)示意图

2.二步法(Envision 法)染色方法

(1)通用型试剂盒(小鼠/兔聚合物法检测系统)(北京中杉金桥生物技术公司 PV-6000 试剂盒)内容如下:

①内源性过氧化物酶阻断剂。

②辣根过氧化物酶标山羊抗小鼠/兔 IgG 聚合物。

(2)二步法(Envision 法)染色步骤:

①脱蜡:在室温条件下使用二甲苯 2 次,每次 5～10 分钟。

②水合:100%乙醇→100%乙醇→95%乙醇→90%乙醇→80%乙醇→70%乙醇→蒸馏水,每级 3 分钟。

③微波加热抗原修复:将石蜡切片转入盛有 0.01 mol/L 枸橼酸缓冲液(pH 值为 6.0)的塑料或玻璃容器中,微波(高挡功率)加热 1～2 分钟,改用 4 挡功率保持 96 ℃ 15～20 分钟;待容器自然冷却至室温,使用 PBS 洗涤 3 次,每次 2 分钟。

④使用 3%过氧化氢去离子水,在室温条件下孵育 5 分钟;使用 PBS 洗涤 3 次,每次 2 分钟。

注:以下反应均需在湿盒中进行。

⑤滴加适当比例稀释的 Ⅰ 抗(实验者自选),在 37 ℃条件下孵育 30～60 分钟或在 4 ℃的冰箱过夜;使用 PBS 洗涤 3 次,每次 2 分钟。

⑥滴加辣根过氧化物酶标山羊抗小鼠/兔 IgG 聚合物,在 37 ℃或室温条件下孵育 10～20 分钟;使用 PBS 洗涤 3 次,每次 2 分钟。

⑦使用显色剂(DAB-H$_2$O$_2$)显色,5～20 分钟后,在光镜下控制显色程度,之后用蒸馏水洗中止显色反应。

⑧细胞核复染:苏木精染色 30 秒～1 分钟。蓝化:流水冲洗 10 分钟。

⑨脱水:70%乙醇→80%乙醇→90%乙醇→95%乙醇→100%乙醇(2 次),每级 3～5 分钟。

⑩透明:使用二甲苯两次,每次 3～5 分钟。

⑪使用中性树胶封固。

(3)染色结果:DAB 显色的抗原-抗体复合物呈棕色,胞核呈蓝色。若选用

AEC 显色剂显色,则抗原-抗体复合物呈红色。

图 3-13、图 3-14 为组织染色显微成像示例。

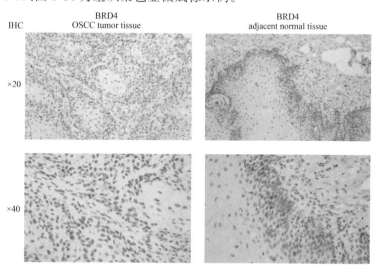

图 3-13 口腔鳞状细胞癌(OSCC)肿瘤组织和瘤旁正常组织 BRD4 免疫组织化学染色显微成像图

注:以抗 BRD4 抗体作为一抗,采用免疫组织化学 SP 法,染色 OSCC 肿瘤组织和瘤旁正常组织;用 AEC 显色剂显色,抗原-抗体复合物呈红色;苏木精复染细胞核,胞核呈蓝色。

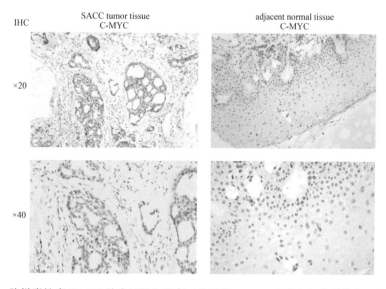

图 3-14 腺样囊性癌(SACC)肿瘤组织和瘤旁正常组织 C-MYC 免疫组织化学染色显微成像图

注:以抗 C-MYC 抗体作为一抗,采用免疫组织化学 SP 法,染色 SACC 肿瘤组织和瘤旁正常组织;用 AEC 显色剂显色,抗原-抗体复合物呈红色;苏木精复染细胞核,胞核呈蓝色。

第五节 硬组织切磨片技术

该技术是将不能用常规方法制备成组织切片的软硬组织标本制成医学组织切片,并保持软硬组织、组织与植入物之间的原有组织结构形态,能够切割鲜活组织,上、下颌骨,带有牙齿充填物的颌骨,带有种植体的颌骨、冠桥、牙齿等组织学标本。新鲜组织标本经过固定及脱水处理后,用光固化树脂浸透包埋,再经锯片、磨片、染色等步骤制成组织切片(见图 3-15)。该切片在显微镜下能够清楚准确地显示组织的解剖结构及其之间的相互关系。硬组织切磨技术能为硬组织疾病的研究、生物新材料的相容性研究和种植体研究等提供可靠的组织学评价依据,广泛应用于口腔、骨科以及整形外科等医学研究领域。

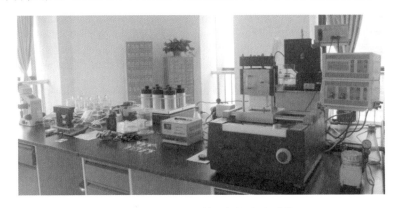

图 3-15 EXAKT 硬组织切磨片系统

一、技术流程(见图 3-16)

1.组织固定

操作者应将新鲜组织置于 40 g/L 的多聚甲醛固定液中低温(4 ℃)固定24~48 小时,具体固定时间视组织块大小而调节,固定结束后流水冲洗 24小时。

2.组织脱水浸润

操作者应将组织块置于 50%、70%、95%Ⅰ、95%Ⅱ、100%Ⅰ、100%Ⅱ的酒精中逐级上行脱水,每级 12 小时;脱水结束后将组织逐级浸入 50%、30%(体积分数)的无水乙醇光固化树脂(Technovit 7210 VLC)中,每级 3~5 天;最后浸入纯光固化树脂Ⅰ和Ⅱ中,每级 5~7 天。

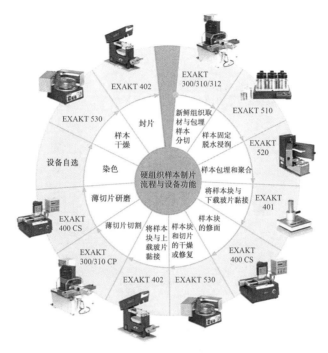

图 3-16　EXAKT 硬组织样本制片流程与设备功能

3.包埋

操作者应将经过充分浸润的组织置于尺寸合适的包埋模内,倒入光固化树脂,将包埋模放在光固化包埋机内进行聚合。首先使用低强度光源,使包埋剂聚合约4小时;再使用高强度的蓝光使渗透到组织内的包埋剂完全固化,聚合时间 4～10 小时,具体时间视组织块大小厚度而定。

4.添加下载片,切割获得目的切面

操作者应在下载片上滴黏合剂(Technovit 7210 VLC)将组织块的非切割面与下载片黏合,光固化 10 分钟;将组织块吸附在切片机夹具上,通过金刚锯条切割获得目的切面;将组织块吸附于磨片机,对目的切面进行打磨抛光。

5.添加平行载片

操作者应用真空精密吸附压机将平行载片添加到抛光后组织面上,黏合剂为 Technovit 7210 VLC,要适量使用,避免产生气泡,光固化 10 分钟。

6.切片

操作者应将组织块的下载片吸附于切片机的夹具上,调节夹具位置,从上载片一侧切割得到厚约 200 μm 的切片。

7.磨片

操作者应将切割得到的厚片吸附于磨片机,用各级砂粒的砂纸对切片进行打磨,得到预期厚度,用细砂纸对切片进行抛光。

二、染色方法

1.HE 染色

操作者应将苏木素滴加在切片表面,染色 5～30 分钟(具体时间视标本类型调节),流水冲洗多余染液后;将切片置于体积分数 1%盐酸乙醇分化 30 秒;流水冲洗后浸入伊红复染 3 分钟;流水冲洗多余染料后自然干燥,中性树胶封片,在显微镜下观察。

2.Ladewig 染色

铁苏木素 AB 液 1∶1 混合,染色 5 分钟(现用现配),流水冲洗 5 分钟,Ladewig混合液染色 5 分钟,流水冲洗至合适的颜色,自然干燥后中性树胶封片,显微镜下观察。

三、结果展示(见图 3-17 至图 3-22)

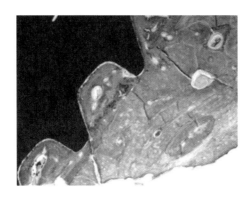

图 3-17　Ladewig 染色的含有钛合金种植钉的比格犬下颌骨组织切片(×100)

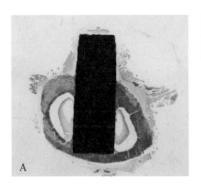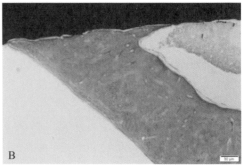

图 3-18　Ladewig 染色的含有钛合金种植钉的小鼠股骨组织(A:×4；B:×40)

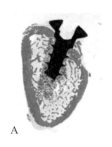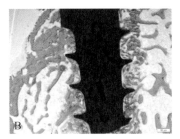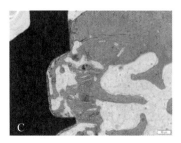

图 3-19 HE 染色的含有钛合金种植钉的小鼠股骨组织（A：×4；B：×40；C：×100）

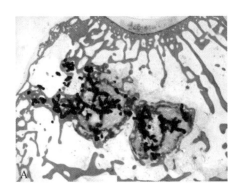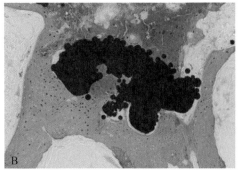

图 3-20 HE 染色的含有多孔钛材料的兔股骨髁骨组织（A：×4；B：×100）

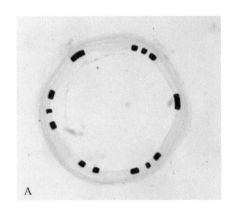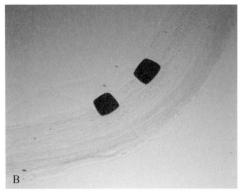

图 3-21 HE 染色的含有钴铬合金支架的兔心血管组织（A：×4；B：×100）

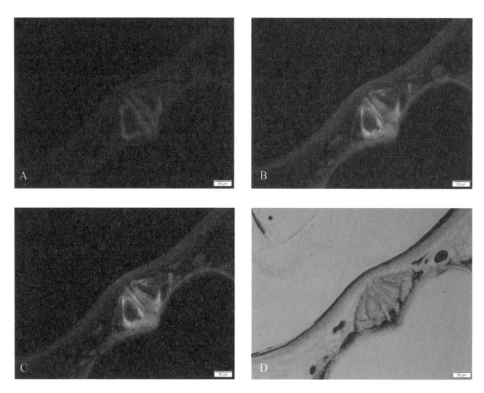

图 3-22　含有钙黄绿素和茜素红络合复合物标记的小鼠上腭组织(×100)

第四章 动物实验技术

动物实验(animal experiments)是指在实验室内,为了获得有关生物学、医学等方面的新知识或解决具体问题而使用动物进行的科学研究。医学动物实验是实现科学研究从分子、细胞水平到临床研究的重要纽带,它的提高和发展推动着医学生物学的发展,在医学发展史上发挥了重要作用,也是现代医学生物学研究的重要条件,并为医学的发展开辟了广阔的前景。当下,实验动物学尤其是动物模型的建立在医学各个领域中都有广泛的应用。

动物实验有很多优点,包括可以控制实验条件、缩短研究周期,可以克服一些伦理和社会的限制并可进行长期、完整的观察等,选择以及应用正确的合适的实验动物是进行动物实验的首要条件。

在进行动物实验时,首先要有明确的实验目的,根据实验目的选择合适的实验动物,按照经典的或者国际上通用的方式构建人类疾病的动物模型。随后,通过分组干预实验比较各组模型动物的各项生理、生化指标以及功能、机能指标,进而筛选出最优的干预策略,实现研究者的研究目的。

本章将介绍常用的实验动物品种、实验动物麻醉操作方法、动物实验技术、口腔疾病动物模型建立方法、实验动物的处死方法、各种组织器官的取材方法。

第一节 常用实验动物品种简介

口腔生物医学研究常用实验动物品种包括:裸鼠、C57BL/6 小鼠、C3h 小鼠、Wistar 大鼠、SD 大鼠。

一、裸鼠

1.裸鼠主要特征表现

裸鼠(nude mouse)是 1962 年英国格拉斯哥医院 Crist 在非近交系的小鼠

中偶然发现个别无毛小鼠(见图4-1),并伴有先天性胸腺发育不良,研究证明是由第11对染色体突变引起,经过培育后形成独特的突变系裸鼠,用"nu"表示裸基因符号。裸鼠具有以下特点:①先天性胸腺缺陷;②胸腺依赖性免疫功能缺乏,其T细胞功能接近于零,但B细胞功能大致正常,NK细胞活性与鼠龄有关(3～4周龄比同龄普通小鼠活性低,而6～8周龄则比同龄普通小鼠活性高);③人体肿瘤异种移植时无排斥反应,没有被毛、皮肤裸露,便于动态观察肿瘤的生长状态;④采用隐性纯合子雄鼠与杂合子雌鼠繁殖(♂nu/nu×♀nu/+);⑤裸鼠抵抗力差,易患病毒性肝炎和肺炎,因此必须饲养在屏障系统中。

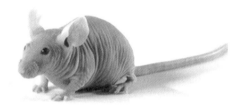

图 4-1　成年裸鼠

2.裸鼠饲养条件

因为裸鼠缺乏T细胞,易受细菌、病毒和霉菌感染的损害,如按常规动物方式饲养,只有少数裸鼠能生存1个月以上,最多不超过4个月,而放在隔离器中饲养的可存活一年以上。因此,裸鼠的寿命与饲料的卫生条件有密切的关系,一般是将其先在隔离器中繁殖,然后放入无特定病原体的屏障环境中饲养。

二、C57BL/6J 小鼠(见图 4-2)

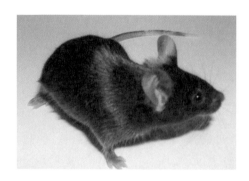

图 4-2　成年 C57BL/6 小鼠

C57BL/6J 小鼠毛色为黑色,是继人类之后第二个完成基因测序的哺乳动物,是一种常见的近交品系实验鼠,在遗传学试验中广泛用作转基因鼠以模拟人类的基因缺陷类疾病。其可用作同类系,有易于繁殖和体格健壮等特性,是使用范围最广、销量最好的一支鼠株品种。

1.C57BL/6J 小鼠的特性

(1)乳腺肿瘤自然发生率低,化学物质难以诱发乳腺和卵巢肿瘤。

(2)12％的小鼠有眼睛缺损:雌仔鼠 16.8％、雄仔鼠 3％为小眼或无眼。

(3)对放射物质耐受力中等,补体活性高,较易诱发免疫耐受性。

(4)对结核杆菌敏感。

(5)对鼠痘病毒有一定抵抗力。

(6)干扰素产量较高。

(7)嗜酒精性高,肾上腺素类脂质浓度低。

(8)对百日咳组胺易感因子敏感。

(9)常被认作"标准"的近交系,为许多突变基因提供遗传背景。

2.C57BL/6J 小鼠的主要用途

C57BL/6J 小鼠是肿瘤学、生理学、免疫学、遗传学研究中常用的品系。

三、C3H 小鼠

C3H 小鼠的毛色为野鼠色(见图 4-3)。

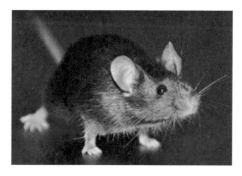

图 4-3 成年 C3h 小鼠

1.主要特性

(1)乳腺癌发病率高,6～10 月龄雌鼠乳腺癌自然发生率达 85％～100％,乳腺癌通过乳汁而不是胎盘途径传播;14 月龄雌鼠肝癌发生率为 85％。

(2)补体活性高,干扰素产量低。

(3)仔鼠下痢症感染率高。

(4)对狂犬病毒敏感,对炭疽杆菌有抵抗力。

(5)血液中过氧化氢酶活性高;雄鼠对氨气、氯仿、松节油等甚为敏感,死亡率高。

2.主要用途

C3H 小鼠主要用于肿瘤学、生理学、核医学和免疫学的研究。

四、Wistar 大鼠

1.Wistar 大鼠简介

Wistar 大鼠毛色白化（见图 4-4），其在 1907 年由美国 Wistar 研究所养育成功，现在已经普及至世界各国的实验室，是我国引进最早、使用最广泛、数量最多的大鼠品系之一，代养起始年龄一般为 3～8 周。

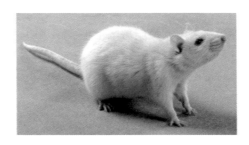

图 4-4　成年 Wistar 大鼠

2.Wistar 大鼠主要特性

（1）头部较宽、耳朵较长、尾的长度小于身长。

（2）性周期稳定，繁殖力强，产仔多，平均每胎产仔在 10 只左右，生长发育快；10 周龄时雄鼠体重可达 280～300 g，雌鼠体重可达 170～260 g。

（3）性情温顺。

（4）对传染病的抵抗力较强。

（5）对性激素敏感性高。

3.Wistar 大鼠主要用途

Wistar 大鼠广泛应用于生物医学各领域的实验，但目前各地饲养的 Wistar 大鼠的遗传状况差异较大。

五、SD 大鼠的特性

SD 大鼠毛色白化，生长快、繁育性能好，多用于安全性试验以及营养与生长发育有关的研究（见图 4-5），代养年龄一般为 3～8 周龄。

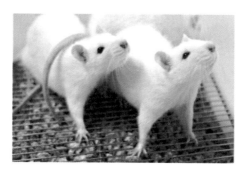

图 4-5 成年 SD 大鼠

1.主要特性

(1)头部狭长、尾长接近身长,产仔多,生长发育较 Wistar 大鼠快,10 周龄时雄鼠体重可达 300～400 g,雌鼠可达 180～270 g。

(2)性情比 Wistar 大鼠稍为凶猛。

(3)对疾病的抵抗力较强,尤其对呼吸道疾病的抵抗力很强。

(4)自发性肿瘤的发生率较低。

(5)对性激素敏感性高。

2.SD 大鼠的用途

该品系对性激素敏感,对呼吸道疾病有较强的抵抗力。广泛用于基因修饰鼠、病理、毒理、药效以及优良实验室规范(good laboratory practice,GLP)实验,营养学及内分泌系统的研究。

第二节 实验动物麻醉技术

麻醉是进行动物实验前的一个必要的实验操作,按麻醉的范围可以分为局部麻醉和全身麻醉,按麻醉的方式又可以分为注射麻醉和呼吸麻醉。

对动物实验而言,一般常用的是全身麻醉。全身注射麻醉常用的方式有腹腔内注射、肌内注射、静脉注射。小鼠、大鼠、豚鼠等动物体形小,易于固定,腹腔注射容易,且起效较快。兔耳缘静脉明显,且温顺,不需绑定即可进行静脉注射麻醉。对于易伤人的犬、猫,以及体形较大、不易绑定的猪,可先通过肌内注射速眠新、速麻安、氯胺酮或安定,待其肌肉松弛、不具有反抗力时,再视麻醉程度和实验需要,对其进行静脉麻醉。犬、猫一般通过后肢的小隐静脉注射,猪一般通过耳缘静脉注射。

在注射麻醉药物时,先用麻醉药总量的三分之二,密切观察动物生命体征的变化,如已达到所需麻醉的程度,余下的麻醉药则不再用,避免麻醉过深抑制延脑呼吸中枢导致动物死亡。

一、常用的注射全身麻醉药品介绍

1.苯巴比妥钠

此药麻醉时间为3~6小时,应用方便,通常在实验前0.5~1小时用药。使用剂量及方法为:犬腹腔注射80~100 mg/kg,静脉注射70~120 mg/kg(一般每千克体重给70~80 mg即可麻醉,但有的动物要100~120 mg才能麻醉,具体用量可根据各个动物的敏感性而定);兔腹腔注射150~200 mg/kg。苯巴比妥钠高剂量时对动物呼吸有明显抑制,一般不用于大小鼠实验。

2.戊巴比妥钠

戊巴比妥钠一次给药的有效时间一般为2~4小时,应用广泛,用时配成1%~3%生理盐水溶液,必要时可加温溶解,配好的药液在常温下放置1~2个月不失药效。静脉或腹腔注射该药后很快就进入麻醉期,使用剂量及方法为:犬、猫、兔静脉注射30~35 mg/kg;大小鼠腹腔注射40~45 mg/kg。戊巴比妥钠是大小鼠手术的常用麻醉剂,但对大小鼠的循环和呼吸系统无显著抑制作用,对肌肉的松弛效果中等,但对于一些动物缺氧的实验,要慎重使用。戊巴比妥钠有轻度的降低血压,有明显的降低心率,抑制心脏收缩力的作用,且不易恢复,易导致动物死亡,因此要严格控制注射剂量,注意手术过程中的保温。巴比妥类药物主要代谢在肝脏,对细胞色素P450有诱导作用。戊巴比妥钠适合用于一般生理学实验,不适合用于肝脏相关的实验研究。

3.硫喷妥钠

硫喷妥钠为黄色粉末,有硫臭,易吸水,其水溶液不稳定,应现用现配,常用浓度为1%~5%。此药作静脉注射时,由于药液迅速进入脑组织,故诱导快,使动物很快被麻醉。但使用该药的动物苏醒也很快,一次给药的麻醉时效仅维持0.5~1小时。在时间较长的实验过程中,可给动物重复注射该药,以维持一定的麻醉深度。此药对呼吸有一定抑制作用,由于其抑制交感神经较副交感神经为强,常有喉头痉挛,因此注射时速度必须缓慢。实验剂量和方法:犬静脉注射20~25 mg/kg;兔静脉注射7~10 mg/kg,静脉注射速度以15秒钟注射2 mL左右为宜;每只小鼠1%溶液腹腔注射0.1~0.3 mL,每只大鼠注射0.6~0.8 mL。

4.乌拉坦(氨基甲酸乙酯)

乌拉坦为无色透明结晶,麻醉持续时间为2小时左右,是比较温和的麻醉药,安全度大。乌拉坦在多数实验动物都可使用,更适合于小动物,主要用于大小鼠和兔的麻醉,麻醉时多用腹腔注射,兔也可使用耳缘静脉注射。该药常用剂量为 1000 mg/kg,浓度为 20%。但在作静脉注射时必须溶在生理盐水中,配成 5% 或 10% 溶液,每千克体重注射 10～20 mL。乌拉坦肌肉松弛效果较好,作用温和,一般用作基础麻醉,可以进行深度麻醉;如使用全部过程都用此麻醉时,动物保温尤为重要。该药与水合氯醛按 1：1 合并麻醉效果更好。该药的缺点是可致癌,大型动物应用后不可被食用。另外,该药会增加血液黏度,升高血糖,但对呼吸功能影响较小,对心率影响大,适合用于呼吸系统研究或保留自主神经反射活动的实验研究,不宜用于血液黏度、血糖、神经电生理、心功能,以及麻醉后还需要长期饲养的实验。

5.氯胺酮

氯胺酮注射液用于麻醉,具有作用快、持续时间短的特点,静脉或肌肉给药后,可使动物很快麻醉,但维持时间较短,一般仅维持 10～20 分钟。该药镇痛效果好,不抑制牵张反射,肌肉松弛较好。一般说来,该药不适合单独用于犬的麻醉,因其可明显抑制犬的呼吸并常使犬出现强直性痉挛,有时甚至在麻醉后的两天都有痉挛的现象发生。其用于大动物麻醉时通常与速眠新合用。氯胺酮对小动物呼吸抑制严重,一般不用于鼠、兔等动物。

6.α-氯醛糖

该药理作用类似吗啡,不干扰呼吸和心脏反射,麻醉可维持 3～4 小时。静脉麻醉用量:犬、猫 40～100 mg/kg,兔等小动物 50 mg/kg。该药可配成 1% 溶液(可加热助溶,但不可煮沸)使用。该药安全范围大,能导致持久的浅麻醉,对自主神经中枢无明显抑制作用,对痛觉的影响也小,故特别适用于研究要求保留生理反射(如心血管反射)或神经系统反应的实验。

二、常用的气体吸入全身麻醉药品介绍

在我国实验室中,注射麻醉应用得比较广泛,但其缺点是剂量不易掌握,剂量过大会造成动物麻醉过度死亡,剂量小则不能使动物进入麻醉状态。注射麻醉剂需要经肝脏代谢,麻醉时间长,不易调节。气体麻醉具有麻醉快、苏醒快、麻醉深度、苏醒时间可控、安全性好和动物死亡率低等优点,正在被越来越多的实验室所接受。常见的气体吸入麻醉剂主要有以下几种:

1.乙醚

乙醚是最早使用的气体吸入麻醉剂,其安全度大。但乙醚局部刺激作用大,可刺激上呼吸道黏液分泌增加,通过神经反射还可扰乱呼吸、血压和心脏的活动,并且容易引起窒息。乙醚麻醉初期会出现强烈的兴奋现象,对呼吸道又有较强的刺激作用,因此,需在麻醉前给予一定量的吗啡和阿托品(基础麻醉)。

通常在麻醉前 20～30 分钟,为动物皮下注射盐酸或硫酸吗啡(每千克体重注射 5～10 mg)及阿托品(每千克体重注射 0.1 mg)。

乙醚不需要配合麻醉机使用,其常用方法是将乙醚倒在棉球上,将动物和棉球放到密闭的罐内麻醉。但这种方法可控性很差,极易导致动物死亡,而且这种方面会使实验人员吸入大量乙醚,对实验人员身体不利。同时,乙醚具有易燃、易爆等特点,作为麻醉剂要惧重使用,最好不用。

2.氟烷

氟烷的麻醉作用较强,极易使动物麻醉过深从而出现呼吸抑制、心搏缓慢、心律失常等,如呼吸运动趋弱和肺通气量减少,应立即给氧和人工呼吸,并迅速减浅麻醉。其对心肌有直接抑制作用,且易使心肌对肾上腺素及去甲肾上腺素的作用敏感,易引起室性心动过速或心室性纤颤。氟烷与异氟烷类似,使用过程中都需要一个精确的麻醉气体挥发器,目前氟烷在动物实验领域应用较少。

3.异氟烷

异氟烷是目前应用最为广泛的动物气体麻醉剂,商品名为活宁,是一种无色、不易燃、无爆炸性、有刺激性和挥发性的液体。其麻醉作用与氟烷类似,存在一定程度的心功能和呼吸抑制,偶有心律不齐,如使用麻醉机有助于减少酸中毒和肺萎缩。其对心功能和呼吸的抑制作用要弱于氟烷,安全性要大大高于氟烷。

4.七氟烷

七氟烷是一种新型吸入性麻醉剂,目前在临床上正在逐步代替异氟烷。相对于异氟烷,七氟烷具有更好的心血管稳定性,同时对呼吸功能的影响也比异氟烷要小,诱导麻醉和恢复的速度要快于异氟烷。

5.地氟烷

地氟烷的血/气分配系数是现有吸入麻醉药中最小的,麻醉诱导和苏醒都很迅速,恢复速度要明显快过异氟烷和七氟烷。该药麻醉强度小于异氟烷,仅为异氟烷的 1/5,对心血管功能的抑制作用要弱于异氟烷。单独使用地氟烷进行诱导麻醉时,对呼吸道有刺激作用,可能出现分泌物增多、咳嗽等现象。地氟烷与异氟烷类似,具有一定的呼吸抑制作用,导致潮气量减少。该药一般不用作诱导麻醉,仅用于维持麻醉,调节麻醉深度较方便。

三、小动物麻醉机操作规程

(1)使用前,操作者应请仔细检查管路连接是否正确,并确保管路完好、不漏气(见图 4-6)。

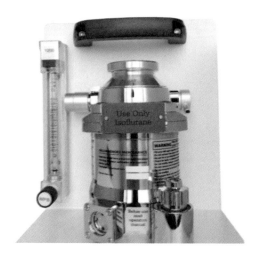

图 4-6　小动物异氟烷气体吸入全身麻醉机

（2）关闭挥发罐：顺时针旋转挥发罐刻度盘使"OFF"对齐下方的"｜"标志（见图 4-7），此时可听到一声"咔嚓"响，表示挥发罐已被锁紧并处于关闭状态。

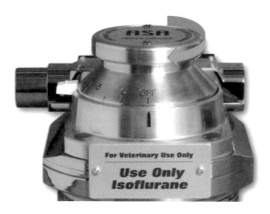

图 4-7　关闭挥发罐

（3）气体流量调节（以下两种方式根据供气来源选择）：

①高压氧气瓶供气：逆时针旋转气源阀门，使氧气流量计处于完全开放状态，再打开氧气瓶供气气源，调节泄压阀，使输出的气体达到所需流量（对大鼠一般调节为 500～700 mL/min，对小鼠一般调节为 300～500 mL/min），所需气体流量的大小取决于动物的种类、体重以及状态，可在正式实验前进行动物预实验来确定。

②麻醉空气泵供气：打开空气泵，顺时针或逆时针旋转气源阀门使输出的

气体达到所需流量(流量大小参考①方式)(见图 4-8)。

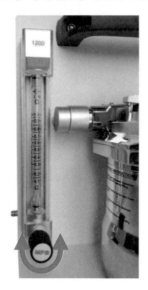

图 4-8　小动物气体吸入全身麻醉机气体流量调节器

(4)调节流量表到指定刻度,并调节麻醉气体管路三通阀,使麻醉气体流向麻醉诱导盒。

(5)加注麻醉剂:拧开挥发罐上的加注密封帽,沿导杆缓慢倒入麻醉剂异氟烷(见图 4-9),并随时观察挥发罐前部的液面标识,务必使麻醉剂液面处于液面观察窗上下两条刻度线之间;麻醉剂加注后,锁紧密封帽。

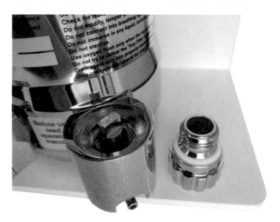

图 4-9　小动物气体吸入全身麻醉机麻醉剂加注口

（6）打开挥发罐：按下白色控制按钮的同时，逆时针旋转刻度盘使所需麻醉剂的浓度数值和刻度线与刻度盘下方的"｜"标志对齐（见图 4-10），放开控制按钮，对应的数值即为麻醉气体在混合气体中所占的百分比浓度。

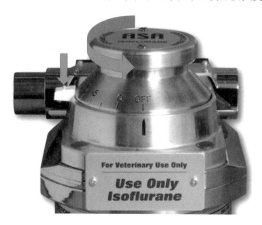

图 4-10　打开挥发镜

（7）诱导浓度调节好后（对大鼠一般诱导浓度为 3％～3.5％，对小鼠一般诱导浓度为 2％～2.5％），迅速将动物放入诱导盒，随即关闭诱导盒，等待动物完全麻醉（此过程需 2～3 分钟）；可通过轻轻摇晃诱导盒以检查动物是否完全麻醉，若动物身体翻倒为侧姿且并未试着恢复其卧姿状态，则表明动物已完全麻醉。

（8）诱导麻醉完成后，逆时针旋转刻度盘，调节合适的维持麻醉浓度（对大鼠一般维持浓度为 2％～2.5％；对小鼠一般维持浓度为 1％～1.5％），将气体流向阀拨向面罩通路，使气体流向麻醉面罩。

（9）此时可将动物取出，放置于带有麻醉面罩的手术操作平台上。

（10）将动物头/鼻放置于麻醉面罩里固定（详细操作取决于所使用的麻醉面罩类型），并且检查动物的麻醉状态（可用两手指头捏压动物脚爪或尾巴，若动物无反应，则表明动物依然处于完全麻醉状态，此时可以开始进行手术等实验）。

（11）动物实验完毕后，关闭挥发罐［操作同步骤（2）］，保持动物在室内空气中呼吸 5～10 分钟，以利于动物快速苏醒。

（12）关闭氧气（或空气泵）气源，顺时针旋转气源阀门，关闭氧气流量计。

（13）若长时间不使用此麻醉设备，须排出挥发罐内剩余的麻醉剂：拧开密封帽露出排液密封螺杆，反转密封帽并使用密封帽顶部的凹槽松开密封螺杆，把排出的药剂装进一个有标记的合适容器以备后续处理（也可将剩余的麻醉剂保留在挥发罐中,供以后使用)。

(14)最后可用自来水和柔软湿布清洗麻醉诱导盒、手术台面等(对金属部件可加酒精擦洗,但麻醉诱导盒属于有机玻璃材质,切勿使用酒精擦拭)。

四、动物麻醉的注意事项

(1)注意动物个体差异:不同的动物个体对麻醉剂的耐受性不同,在使用麻醉剂时,必须密切注意观察动物的状态,以决定麻醉药用量。麻醉的深浅,可根据呼吸的深度和频率、角膜反射的敏感度、四肢和腹壁肌肉的紧张性以及皮肤夹捏反应等指标进行判断。当上述指标明显减弱或消失时,应立即停止给药。麻醉剂量往往与动物的种类、健康状况有关。例如,灰兔比大白兔抵抗力要强;妊娠兔对麻醉药的耐受量较小,如按常规剂量麻醉往往会过量,使用时应酌减原剂量。

(2)注意给药速度:在采用静脉注射麻醉药时,注射速度应缓慢;或者药量的前一半快速注入,使其迅速渡过兴奋期,后一半药缓慢注入。如果没有把握,最好不要给全量,麻醉稍浅时可追加药量,但若注射过速、用药过量,易导致动物死亡。静脉注射必须缓慢,同时观察肌肉紧张性、角膜反射和对皮肤夹捏的反应,当这些活动明显减弱或消失时,立即停止注射。配制的药液浓度要适中,不可过高,以免使动物麻醉过急;但也不能过低,以减少注入溶液的体积。

(3)注意麻醉剂的新鲜度:麻醉剂配制时间过久,发生絮状混浊及冷天有结晶沉淀,均不宜使用;若后者经加热使结晶溶解,就还可使用。

(4)注意补加麻醉剂的方法:当麻醉深度不够,动物出现挣扎、呼吸急促等反应,可临时适当补加麻醉剂,一般每次补加剂量不宜超过注射总量的 $1/10 \sim 1/5$。

(5)注意体重与麻醉剂量的关系:麻醉前一定要先称动物体重,然后严格按照参考剂量给药。

(6)注意麻醉过量的处理:当麻醉过量时,动物呼吸慢而不规则,甚至出现呼吸停止、血压下降、心跳微弱或停止的现象。此时操作者应立即进行抢救,如进行人工呼吸和心脏按摩,必要时用苏醒剂。

(7)麻醉时需注意保温:麻醉期间,动物的体温调节机能往往受到抑制,出现体温下降的情况,可影响实验的准确性,此时常需采取保温措施。

第三节 常用动物实验技术

一、大小鼠性别鉴定

大小鼠的性别主要靠观察动物肛门与生殖器之间的距离来区分,距离较远的为雄性,距离较近的为雌性(见图 4-11)。

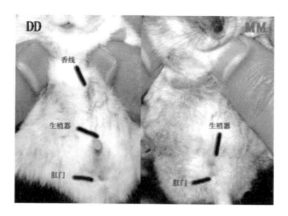

图 4-11 小鼠性别鉴定:左侧为雄鼠,右侧为雌鼠

二、灌 胃

操作者应左手抓取并固定住小鼠,使其头颈拉直,右手持接有灌胃针头的注射器,针头沿鼠右侧嘴角,顺着舌下插入口咽,针头稍上撬便于通过食道进入胃里,这时方可给药,药量为 0.3 mL。进针过程中,若动物有呕吐动作或强烈挣扎,则表明针头插入气管,应及时退针,不可推药;待动物恢复安静后,再重复操作。

三、皮下注射

根据实验的需要,操作者可以选择动物的任一部位进行皮下注射,但一般都取背部、后肢和腹部等部位。注射时,操作者应左手抓取和固定动物,并暴露注射部位,右手持注射器,以约 15°角进针到皮下后,针头压平,顺皮下插入约1 cm 即可注射。

四、肌内注射

小鼠的肌内注射多在大腿外侧肌肉进行,而且注射液量很有限,小鼠一般最大注射量为 0.2～0.3 mL。注射前需备皮,操作者应左手固定动物,以 15°角刺入肌肉,回抽无血即可推注药液。

五、腹腔注射

腹腔注射是最常用的给药方法。操作者把动物固定在左手掌内,右手持注射器,以 15°角由腹部外生殖器上 0.5～1 cm 处进针,到皮下后压平针头,在皮下向前移动针头 0.2～0.3 cm 后,再以 45°～60°角刺入腹腔。若操作者感到明显的落空感即说明注射器已进入腹腔,这时回抽无血方可注射。

六、尾静脉注射

操作者应将鼠装入鼠盒中,先用湿纱布擦净小鼠尾巴,再用 75％酒精棉球消毒;待酒精干后,左手拇指和食指捏住尾巴远心端,以适当角度(15°～30°)对准尾巴远端的血管进针;当针头斜面基本进入血管后使小鼠平伸,然后轻轻推动注射器栓,如阻力大,不可硬性推药;如果推动阻力很小,并能看到药液顺血管移动,则可注完全部药液。

注意:尾静脉注射往往一次不能成功,但只要不使尾静脉肿胀而造成血管模糊不清,均可由尾静脉向近心端依次重复注射,直到成功为止;注入药物后退针要快,并用干棉球加压止血 1～2 分钟。

七、实验室动物采血方法

1.摘眼球采血法

有些需要血样较多的实验可利用该法采血,眼球底部连于眶动脉和眶静脉,只要将眼球摘除,血液就会从血管内流出。其具体方法是,操作者左手抓住并固定鼠头在实验台上,稍使压力使其眼球外突,右手持弯无钩小镊顺势去眼球;左手拇指和食指捏住并固定其头部,右手迅速提起鼠尾和后肢,使鼠倒置在收血小试管上,待其血流停止,即将鼠放回原处,有时动物还能存活。本法采血较多,一般一次可得 1 mL 左右,但缺点是动物采血后多数死亡。

2.眼后眶静脉丛导管法采血

操作者使用一根细塑料管(一头在火上拉细并剪成似针头的斜面尖端),左手把鼠头侧位固定在实验台上,右手持塑料管尖端刺入眼球和眼眶后界之间的后眼眶静脉丛,将细管移入收血皿内摆正,血便顺管放出(见图 4-12)。这一技术放血量不大,而且导管上往往还要沾去一部分血,但其优点是动物很少死亡,血液不易污染,还可重复采血。

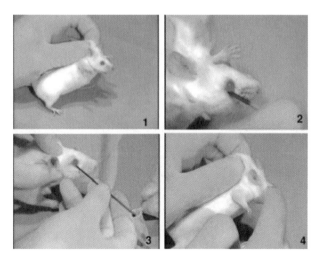

图 4-12　眼后眶静脉丛导管法采血法

　　然而,用这种方法不能采集到无菌的血样,血液中可能混有眼窝内的组织液和腺体分泌物,污染血样;对同一只眼多次采血,可能引起一些并发症,如眼出血、炎症和失明等。另外,这种技术可能会在视觉上对一些人产生不愉快的感觉。鉴于以上原因,有些国家禁止使用这种方法。

　　3.颈动脉或颈静脉采血法

　　操作者将实验动物乙醚吸入麻醉,背卧固定剪去颈部被毛,并用合适的抗生素擦净;进行颈动脉、颈静脉分离术,使其暴露清楚后,用注射针沿颈动脉或静脉平行方向刺入,抽取所需要血量,也可插入一塑料导管直接放血。采用这种方法,体重 20 g 的小鼠可采血 1 mL 左右,体重 300 g 的大鼠可采血 8～10 mL。

　　4.股动脉或静脉采血法

　　操作者应将小鼠背卧固定,切开左或右腹股沟的皮肤,进行股动脉或静脉暴露分离手术,然后用注射器(或插管)采血(见图 4-13);连续多次股动脉采血时,则采血部位要选择尽量靠远心端。本法采血量与颈动脉或静脉采血量大致相同。

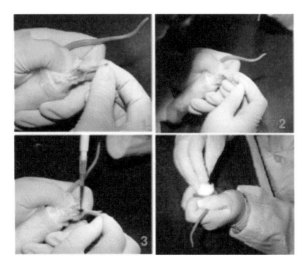

图 4-13　股动脉或静脉采血法

5.尾尖采血

操作者将小鼠用乙醚吸入麻醉后,剪去尾尖 1~2 mm(大鼠剪 3~5 mm),然后自尾部向尾尖按摩,血从尾尖血管流出;为了采得较多的血,常将鼠尾泡于 50 ℃水中,擦干后剪去尾尖;采血后用橡胶布扎尾尖进行压迫止血,亦可用电烧灼止血。

若需反复多次尾尖采血,则在每次采血时只剪去尾尖很少一段,采血后,先用棉球压迫止血并立即用 6%液体火棉胶涂于尾部伤口,使伤口外结一层火棉胶薄膜,保护伤口。当然也可以采用交替切割尾静脉方法取血。该法是用一锋利的刀片在尾上切破一段静脉,使血由切口流出,每次可采血 0.3~0.5 mL;三根尾静脉可以从尾尖部开始交替切割,切割后用棉签压迫止血,约经 3 天伤口即可结痂长好。

6.心脏采血

操作者应将动物背卧固定,剪去心前区被毛,常规消毒皮肤,在左侧第 3~4 肋间,用左手食指触摸到心脏搏动,右手取注射器(4~5 号针头),选择心跳最强处进针;当针刺入心脏时,血液由于心脏跳动的力量而自动进入注射器(见图 4-14)。

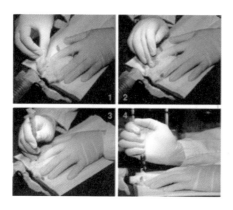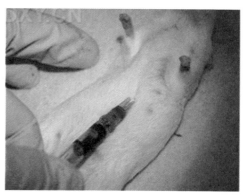

图 4-14　大鼠心脏采血法

7.腹主动脉采血

操作者将动物用异氟烷吸入麻醉后,背卧固定于腊板上,立即剖开腹腔,找到腹动脉(位于后腔静脉左侧沿着脊柱的正中线后行,其腹面有左肾静脉通过,图 4-15 中红色箭头所指为腹主动脉),用注射器采血即可。一般小鼠采血量可达 1 mL 左右,大鼠可达10 mL 左右。

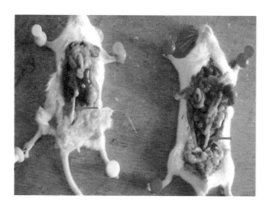

图 4-15　大鼠腹主动脉采血解剖方法

第四节　常用口腔疾病动物模型

一、离断下牙槽神经动物模型

1.术前准备

操作者应在术前 1 天高压灭菌全部手术器械以备用,取实验用 8 周龄

Wistar 大鼠,术前 6 小时开始禁食。

2.麻醉

操作者应对实验大鼠行全身麻醉,用 10％水合氯醛,按照 0.35 mL/100 g 比例对大鼠进行腹腔注射麻醉;观察大鼠的反应,根据麻醉效果可以适量追加麻药。评定麻醉的标准为:无应急反应、肌肉松弛良好、无痛觉感应、无呼吸循环的抑制。

3.手术

操作者应将麻醉好的实验大鼠用皮剪对术区进行备皮,备皮后将大鼠固定于手术台上,对术区进行碘伏及酒精消毒;沿左侧下颌骨下缘近下颌角处做一平行于下颌骨下缘的长度约 1.5 cm 的手术切口,钝性分离肌肉直至抵达至下颌骨内侧骨面后,向后内侧钝性分离肌肉可以看到一白色较粗神经即下牙槽神经从下颌孔穿出部分(在下颌孔周围组织内有大量的血管与神经伴行,在分离肌肉组织时要注意避免损伤血管);用细的血管钳夹住下牙槽神经,用剪刀剪断约5 mm,以防止其自行吻合;用 0.9％生理盐水(NS)反复冲洗术区,无菌棉球拭干术区后,肌肉皮肤分层缝合。空白对照组不进行任何处理(见图 4-16)。

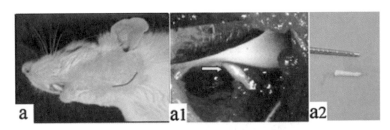

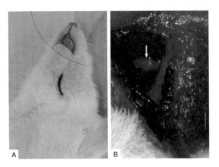

图 4-16　建立离断下牙槽神经动物模型

4.术后

操作者应连续 3 天对实验大鼠肌内注射双抗,术区碘伏消毒;对大鼠提供常规饮食,随时观察。

5.动物取材及处理

（1）对实验组及对照组取材：分别于术后 3 天、7 天、14 天、21 天、28 天取材。

（2）麻醉：动物称重后按照 0.35 mL/100 g 的比例用 10％水合氯醛对大鼠进行腹腔注射以全身麻醉。

（3）心脏灌注内固定：将麻醉好的大鼠固定于手术台上，用大线剪开胸部皮肤，剪断胸骨及腹部皮肤，充分暴露心脏、肝脏，持针器固定两侧胸骨，用眼科剪小心地剪开心包膜（注意此处勿刺破心脏）；用镊子小心夹持提起心脏，将磨圆钝的输液器针头从左心室插入心脏，可见血液有回流；固定好输液针头防止其从心脏内滑脱，剪破右心耳可见大量血液涌出后，快速推入生理盐水大约 200 mL 后可见右心耳流出的液体清亮及肝脏颜色发白，说明血循环内的血液冲洗干净；随后往左心室快速推入 4％多聚甲醛 50 mL，让组织内充满固定液，此时可见大鼠四肢及尾部出现抽搐；此后继续往左心室缓慢滴注 4％多聚甲醛 250 mL。内灌注成功标准为大鼠躯体、四肢僵硬。内灌注结束后，取实验下颌骨，放入 4％多聚甲醛固定液中，进行标记。

二、单独牙周缺损模型

1.术前准备

操作者应取 60 只 8 周龄雄性 Wistar 大鼠，30 只大鼠用于实验组，30 只大鼠用于对照组，术前 6 小时开始禁食。

2.麻醉

操作者称重大鼠后按照 0.35 mL/100 g 比例，用 10％水合氯醛对大鼠进行腹腔注射全麻；观察大鼠的反应，根据麻醉效果可以追加适量的麻药评定麻醉的标准为：无应急反应、无痛觉感应、无呼吸循环的抑制、肌肉松弛良好。

3.手术

操作者应对麻醉好的大鼠的术区用皮剪备皮，备皮后的大鼠固定于手术台上，术区用碘伏和 75％酒精消毒。牙周缺损模型的建立方法为：自左侧口角外沿口角与耳连线做一约 2 cm 的切口，离断咬肌及肌腱附着，充分暴露术区下颌骨骨面，在距下颌骨上缘 1 mm，前缘 1 mm 处，在生理盐水冲洗降温下用高速手机制备一长 5 mm、宽 2 mm、深 1 mm 大小的缺损，用牙周探针测量缺损范围，达到要求后，用挖匙小心轻轻去除根面部分牙骨质，使牙根充分暴露。操作者应用 0.9％生理盐水反复冲洗缺损区以去除碎屑及血液，在缺损区放置Ⅰ型胶原膜覆盖过缺损，肌肉、皮肤分层对位缝合（见图 4-17）。在手术中要注意防止口腔黏膜与缺损区相通，在快机磨除骨组织时要注意冷却及时防止骨坏死，以及注意磨除深度,防止牙根磨断。

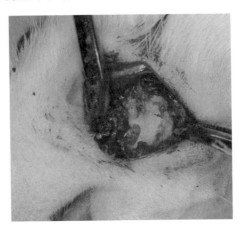

图 4-17　大鼠单独牙周缺损模型的建立

4.术后处理

操作者应在术后连续 3 天对大鼠肌内注射双抗,防止感染,术区碘伏消毒;对大鼠提供常规饮食,随时观察。

三、颅骨缺损模型

1.术前准备

操作者应在术前 1 天高压消毒全部手术器械以备用,取实验用 8 周龄 SD 大鼠,术前 6 小时对其开始禁食。

2.麻醉

操作者应对实验大鼠行全身麻醉,用 10％水合氯醛,按照 0.35 mL/100 g 比例对大鼠进行腹腔注射全身麻醉;观察大鼠的反应,根据麻醉效果可以适量追加麻药。评定麻醉的标准为:无应急反应、肌肉松弛良好、无痛觉感应、无呼吸循环的抑制。

3.备皮

麻醉成功后,操作者应将大鼠俯卧于固定板上固定,用皮剪对术区进行备皮,用 0.5％碘伏及 75％酒精对术区进行消毒。

4.切口

操作者应在大鼠眼眶上方沿前额做一长 3～4 cm 的“U”形皮肤切口,钝性离皮下组织至颅骨表面;将“U”形皮瓣向后翻开,暴露颅骨。

5.制备缺损

操作者应采用口腔科专用快速手机、直径 5 mm 环形钻,于正中线的两侧分别制备直径约 5 mm 的圆形缺损,间隔距离约 3 mm,保护好硬脑膜;用无菌盐水冲洗并用无菌纱布吸干(见图 4-18)。

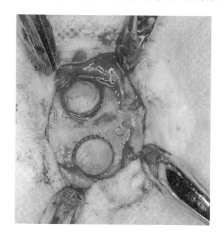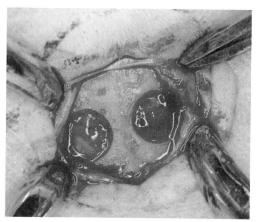

图 4-18　颅骨缺损大鼠模型的制备

6.缝合

操作者应按照实验要求分别放置材料,缝合皮肤。

7.注射抗生素

缝合皮肤后,操作者应对大鼠进行皮下注射 16 万单位青霉素。

8.术后

操作者应在术后 3 天每天对大鼠进行肌内注射 16 万单位青霉素钠,并提供常规饮食喂养。

四、小鼠上颌快速扩弓模型

1.术前准备

(1)弯制扩弓簧:参考侯(Bo Hou)等的实验方法建立小鼠上颌扩弓模型,使用 0.014 英寸(约 0.356 mm)的不锈钢丝[日本托弥(Tomy)公司生产]弯制单眼圈簧扩弓器(见图 4-19)。扩弓器初始力值为 2 盎司(即 0.49 N),由测力计测得。

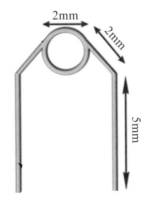

图 4-19　弯制扩弓器

(2)准备 6 周左右的雄性 C57 小鼠。

(3)准备酸蚀剂、树脂黏结剂、0.12 结扎丝、光固化灯、棉球、自制开口器,探针、剪刀等。

2.手术步骤

(1)麻醉:称重后按 0.3 mL/100 g 的比例用 10％水合氯醛对小鼠进行腹腔注射全麻;观察小鼠反应。评定麻醉的标准为:无应急反应、无痛觉感应、无呼吸循环的抑制、肌肉松弛良好。

(2)将麻醉好的小鼠固定在手术台上,用自制开口器辅助扩大视野。

(3)对小鼠磨牙进行腭面酸蚀。

(4)用结扎丝将扩弓器两侧绑住,使之与小鼠上腭宽度相匹配。

(5)用黏结剂将扩弓器固定于小鼠磨牙腭面(见图 4-20)。

(6)剪短扩弓器上的结扎丝。

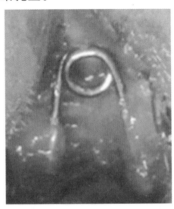

图 4-20　用黏结剂将扩弓器固定于小鼠磨牙腭面

3.术后处理

为防止扩弓器脱落,操作者可对其喂软食;若有扩弓器脱落现象,需重新建模。

五、大鼠口腔溃疡模型

1.主要试剂和器械

(1)主要试剂:完全弗氏佐剂 10 mL、PBS 缓冲液、10％水合氯醛、生理盐水、75％酒精。

(2)主要器械:6 cm 研钵、5 mL 玻璃组织匀浆器(手动)、通用手术器械、5 mL注射器、1 mL 注射器、100 μL 移液器、1000μL 移液器、10 mL 烧杯等。

2.实验步骤

免疫法建立复发性口腔溃疡(RAU)模型,购买 20 只 Wistar 大鼠,成年体重 180～220 g,雌雄各半,同室分笼饲养,给予正常水和饮食,雌雄分开。

(1)制备大鼠口腔黏膜组织匀浆:在无菌环境中,随机取 20 只 Wistar 大鼠中的 6 只给予过量(两倍以上麻醉剂量)水合氯醛注射处死,再以生理盐水口腔黏膜内注射,使黏膜浮起,之后用手术器械剥离黏膜,生理盐水冲洗。

(2)计划注射 5 次抗原,需要组织匀浆共 10 mL:将黏膜组织与 1～2 mL pH 值为 7.4 的 PBS 缓冲液放入玻璃组织匀浆器中,手工充分研磨至无明显组织块为止,研磨时产热较多,需将组织匀浆器插入冰水混合物中。在彻底研磨后用 8～9 mL PBS 冲洗组织匀浆器,配制成 10 mL 组织匀浆,分成 5 份,每份 2 mL,放入冻存管,于−80 ℃低温冰箱中保存备用。

(3)制备大鼠口腔黏膜组织抗原乳化剂:取出先前制备的大鼠口腔黏膜组织匀浆,化冻,与完全弗氏佐剂按 1∶1 的比例制备成抗原乳化液;组织匀浆建议用 100 μL 移液器分次添加,用研钵边加边研磨,充分研磨混匀,直至滴入水中 1 分钟内不散开。

(4)制备免疫动物模型:对大鼠 10％水合氯醛溶液的进行腹腔注射,剂量为 0.35 mL/100 g。将制备好的抗原乳化剂注射大鼠背部皮内:注射时先用剪刀剪去背毛(建议用剃毛器),用 75％酒精消毒注射部位皮肤,脊柱旁两侧各注射 1 个点,每点注射 0.1 mL,注射时操作者应一只手揪起背部皮肤,另一只手进针至皮内,每周 1 次,连续 5 周;抗原注射时用 1 mL 注射器,针头建议换成 5 mL 注射器的针头,防止组织匀浆堵塞针头。

(5)模型观测:在抗原注射第 3 周时,大鼠两侧口腔的颊黏膜内呈现出不同程度的充血、红肿;注射抗原第 4 周后,大鼠开始出现口腔溃疡,但溃疡病灶较浅,主要分布于两颊及口唇黏膜,范围相对较广;随着抗原注射时间延长,大鼠口腔内不断出现新的充血灶,注射抗原第 6～8 周时,仍然发现有新的溃疡病灶出现,病灶主要呈圆形或椭圆形,边缘较整齐,表面覆盖有一层黄白色或黄色假膜。其体征和组织病理学变化均近似于人类复发性口腔溃疡(ROU),表现为非特异性炎症,可自动愈合,也可再次复发。

第五节　常用实验动物的处死方法

实验动物处死方法的选用要恰当,动作要迅速,避免动物濒临死亡前的过度挣扎,否则会引起机体内缺氧时间过长而导致组织或细胞结构的失常。

一、麻醉法

1.吸入麻醉法

该法适用于小动物,如小鼠、大鼠、豚鼠等。吸入麻醉法的麻醉药物为乙醚、三氯甲烷(cholroform,简称氯仿)。

该法的具体操作:将实验动物放入密闭的麻醉诱导盒内,输入适量的二氧化碳、乙醚或三氯甲烷到容器内;动物通过呼吸将麻醉药物吸入机体内,在短时间内进入麻醉状态,过量麻醉导致死亡(见图 4-21)。

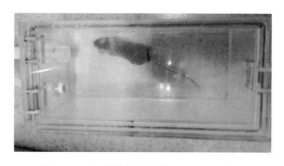

图 4-21　麻醉诱导盒中的 C57BL/6 小鼠

2.注射麻醉法

该法适用于各种类型的动物,如大鼠、豚鼠、兔、猫、犬、猴等动物。注射麻醉法所选用的麻醉药物多为 4％戊巴比妥、20％氨基甲酸乙酯、10％水合氯醛。注射药物的剂量则是依据动物的体重来计算。麻醉药物可通过肌内注射、静脉注射或腹腔内注射等不同途径进入动物机体内,使动物在短时间内处于麻醉状态,若过量注射麻醉药可导致动物死亡。

二、空气栓塞法

该法所适用的动物均为较大的动物,如家兔、犬、猴等。此方法是通过向动物静脉内注射一定量的空气,使其心脏在短时间内发生急性空气栓塞,造成机体血液循环障碍而导致动物死亡。

兔选择耳缘静脉注射空气 20～60 mL(见图 4-22);犬或猴则可选择大腿内侧较大的静脉,犬需要注入 80～150 mL 空气。

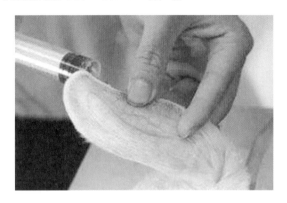

图 4-22　兔耳缘静脉注射空气栓塞法

三、断髓法

断髓法是处死小鼠的最简便、常用的方法。

该法的具体操作:操作者用左手拇指和示指捏住小鼠尾巴根部,右手的拇指和示指从小鼠背后按住其耳根部不动;左手拇指和示指向后水平拉其尾巴,当手指感应到一种"线断"的感觉时,即拉断小鼠脊髓而将其致死(见图 4-23)。

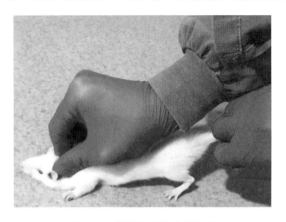

图 4-23　断髓法处死小鼠操作

第六节 各种组织器官的取材方法

一、实质性器官的取材

实质性器官是指如心、肝、脾、肾、肾上腺、卵巢、牙、骨骼等器官,操作者取材时要注意标本结构的完整性,应带有被膜、皮质、髓质或内膜等结构。同时,操作者还应考虑标本结构的方向性以及标本切片的方向性,并将所取材的标本分切成厚度不超过 5 mm 的组织块,以有利于固定时固定液的渗入。

二、管状器官的取材

机体内的管状器官可依据管径的大小被粗略分为细管状器官和粗管状器官两类。细管状器官包括输尿管、输精管、输卵管、中等动静脉、坐骨神经等,粗管状器官包括大动脉、气管、食管、胃、小肠、结肠、膀胱等。

对于管状器官,操作者应将组织展平在软木板上,尽可能维持其原形,用刺猬针固定组织后,再投入固定溶液中进行固定,这样得到的组织结构是管状的结构。对于一些需要剖开的管状器官,操作者可用解剖剪刀沿纵轴方向剖开,铺展拉平并用刺猬针固定标本的四周于软木片上,再投入固定溶液中固定,这样得到的组织结构为平面性的结构。

三、膜类组织的取材

肠系膜、大网膜、黏膜、皮下疏松结缔组织等属于薄膜样的标本材料,操作者可将其黏附于载玻片表面,当薄膜干燥后,再放入固定溶液内固定。

四、其他组织器官的取材

肺、腺体组织(胰腺、腮腺等)、皮肤、肌组织等,操作者可以直接将取下的标本投放在固定溶液中固定。

五、取材注意事项

(1)处死动物要迅速。
(2)动物处死方法应根据实验的需求而加以选择。
(3)标本材料要新鲜。
(4)使用的解剖器械要锋利,严禁取材的标本受到器械性或人为性的损伤。
(5)标本大小既要保证组织结构的完整性,又要力求小而薄。理想的标本厚度是 2～3 mm;同时,在保证标本结构完整的情况下使其横截面积尽可能小,主要是有利于固定溶液迅速、均匀地渗入标本的内部。

(6)注意标本表面的清洁性,操作者所取材的标本表面不要附着过多的血块、黏液、动物毛发、未消化的食物或粪便以及其他污物;取材中操作者可以用生理盐水缓缓清洗所取材的标本,然后再进行标本固定。

(7)标本材料不应附带较多的其他组织。

(8)取材部位应准确。

第五章　微生物实验技术

口腔是人体微生物定植生存的重要生态区,口腔微生物不仅有细菌,还包括真菌、病毒、螺旋体及古细菌等。口腔内环境稳态易受外界因素的干扰,口腔内部有多位点、多层次的微生物定植生态区,口腔环境的异质性较肠道更为明显。正常情况下口腔微生物群落之间、微生物与宿主之间密切且复杂的相互作用维持着宿主健康,若这种生态平衡被打破则将会引发疾病,如龋病、牙周病及口腔癌等,严重影响人类的生命健康。

本章将介绍口腔生物医学实验常用细菌、常用细菌培养基配制方法、斜面和平板的制作和细菌接种方法。

第一节　口腔生物医学研究常用细菌简介

口腔生物医学实验常用的细菌包括:具核梭杆菌(*Fusobacterium nucleatum*,*F. nucleatum*)、变异链球菌(*Streptococcus mutans*,*S. mutans*)、牙龈卟啉单胞菌(*Porphyromonas gingivalis*,*P. gingivalis*)、伴放线菌聚集杆菌(*Aggregobacter actinomycetemcomitans*,*A. actinomycetemcomitans*)、白假丝酵母菌(*Candida albicans*,*C. albicans*)、嗜酸乳杆菌(*Lactobacillus acidophilus*,*L. acidophilus*)。

一、具核梭杆菌(*F. nucleatum*)

具核梭杆菌是牙周炎主要致病菌之一,在口腔乃至全身感染性疾病中检出率极高,与临床厌氧菌感染的关系十分密切。*F. nucleatum* 的菌体细胞呈现短杆状,长度约 0.5 μm,在脑心浸出液肉汤(BHI)培养基培养时呈现白色球状菌落形态(见图 5-1)。具核梭杆菌具有明显的毒力和致病性,可通过多种机制干扰宿主防御能力,引发牙周组织破坏。具核梭杆菌属于革兰氏染色阴性专性厌氧菌,参与牙周病中起主导作用的微生物,也是成人牙周炎和青少年牙周炎的可疑致病菌之一。

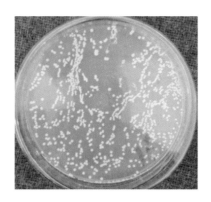

图 5-1　具核梭杆菌在 BHI 平板上培养时的菌落形态

二、变异链球菌（*S. mutans*）

变异链球菌是口腔主要的致龋齿菌之一，常见于牙菌斑中，可通过代谢产生的酸性物质导致龋齿的发生。变异链球菌是革兰氏染色阳性细菌，菌体呈球形或短杆状，直径 $0.5 \sim 0.75 \ \mu m$，菌体细胞之间常常呈现成对或链状排列，菌落在试管斜面上培养时呈现白色圆形菌落形态（见图 5-2）。

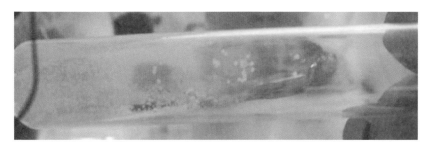

图 5-2　变异链球菌试管斜面培养时的菌落形态

三、牙龈卟啉单胞菌（*P. gingivalis*）

牙龈卟啉单胞菌是一种非酵解糖的革兰氏染色阴性厌氧菌，以摄取细胞外氨基酸的方式为自身生长提供能量和物质合成的基础。目前，牙龈卟啉单胞菌被认为是主要牙周致病菌之一，是在根面形成菌斑生物膜和红色复合体的主力菌种和先锋队。牙龈卟啉单胞菌的菌体形态呈现短杆状，长度为 $0.75 \sim 1 \ \mu m$，在 BHI 培养基平板上呈现白色圆形菌落（见图 5-3），而在含有 5％羊血的 BHI 血平板上呈现黑色圆形菌落（见图 5-4）。牙龈蛋白酶（gingipains）是牙龈卟啉单胞菌在菌体细胞内合成并分泌到细胞外的一种胰蛋白酶样半胱氨酸蛋白酶，在其致病性中起着重要作用，是牙龈卟啉单胞菌的主要毒力因子之一，为其生长和代谢提供物质基础和能量来源。牙龈蛋白酶包括具有与赖氨酸特异结合活性的牙龈蛋白酶 K(Kgp)和与精氨酸特异性结合活性的牙龈蛋白酶 R(Rgp)。

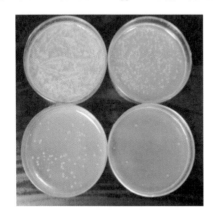
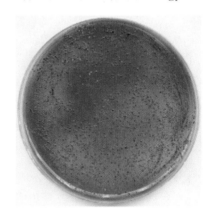

图 5-3　牙龈卟啉单胞菌在 BHI 培养基　　　图 5-4　牙龈卟啉单胞菌在含有 5% 羊血的
　　　　　中的菌落形态　　　　　　　　　　　　　　BHI 培养基中的菌落形态

四、伴放线菌聚集杆菌（*A. actinomycetemcomitans*）

伴放线菌聚集杆菌是一种革兰氏染色阴性的短杆菌，为有菌毛、无芽孢、无动力的兼性厌氧菌，菌体细胞直径为 $0.5 \sim 0.75~\mu m$，在固体培养基中呈现圆球状菌落形态（见图 5-5）。伴放线菌聚集杆菌与牙周炎，特别是侵袭性牙周炎有着极为密切的关系，已成为牙周炎细菌病因学中研究最多的致病菌之一。除此之外，伴放线菌聚集杆菌也可引起一些严重的全身感染，如心内膜炎、心包炎、脑脓肿、脑膜炎、骨髓炎、甲状腺脓肿及泌尿系感染等。

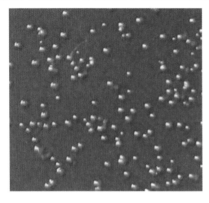
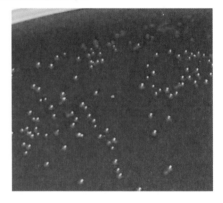

图 5-5　伴放线聚集杆菌在固体培养基中的菌落形态

五、白假丝酵母菌（C. albicans）

白假丝酵母菌是一种真菌,菌体细胞形态为卵圆形,形似酵母细胞,菌体直径为 3~6 μm,革兰氏染色为阳性,在固体培养基中呈现白色圆球状的菌落形态(图 5-6)。白假丝酵母菌是一种喜酸性的真菌,在 pH 值为 5.5 的环境中仍能正常生长和增殖,但是,白假丝酵母菌对热的抵抗力不强,加热至 60 ℃后 1 小时即可死亡。白假丝酵母菌通常存在于正常人口腔、上呼吸道、肠道及阴道,一般在正常机体中数量较少,不引起疾病的发生。但是,当机体免疫功能或一般防御力下降或正常菌群相互制约作用失调,白假丝酵母菌会迅速大量繁殖并改变生长形式(芽生菌丝相)侵入细胞引起疾病。

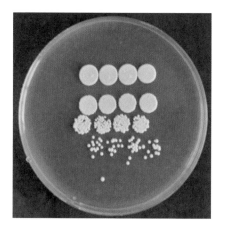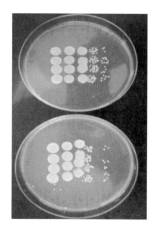

图 5-6 白色念珠菌在固体培养基中的菌落形态

六、嗜酸乳杆菌（L. acidophilus）

嗜酸乳杆菌属于乳杆菌属,革兰氏染色为阳性,杆的末端呈圆形。研究表明,嗜酸乳杆菌不仅存在于人体的胃中,还是人体小肠内的主要益生菌。存在于小肠中的嗜酸乳杆菌可通过释放乳酸和乙酸对一些有害的致病菌起到一定杀灭作用,但是抑菌作用比较弱。嗜酸乳杆菌是较为常见的嗜酸性细菌,最适培养温度为 35 ℃,在厌氧琼脂平板上培养 48 小时后,可形成较小的菌落,菌落直径约为 0.5 mm,形态呈现出网形、凸起、表面粗糙、边缘卷曲的形态(见图 5-7)。

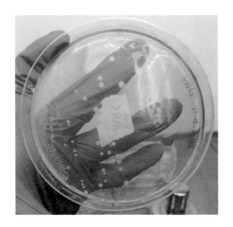

图 5-7　嗜酸乳杆菌的菌落形态

第二节　常用细菌培养基配制方法

一、实验材料

1.试剂

BHI 培养基、脱纤维羊血、维生素 K_1、氯化血红素、NaCl、琼脂。

2.仪器

分析天平、高压蒸汽灭菌锅、移液管、试管、烧杯、量筒、三角瓶、培养皿、玻璃漏斗。

3.其他物品

药匙、称量纸、pH 值试纸、记号笔、棉花等。

二、培养基配制步骤

1.BHI 液体培养基配制

（1）称量（配制 1000 mL 的 BHI 培养基）：按培养基配方比例依次准确地称取 37.5 g 的 BHI 培养基粉剂，小心倒入容积在 3 L 以上的大玻璃三角瓶中。如需要配制固体培养基，则预先称取 10 g 的琼脂粉待用。

（2）配制：向上述的大玻璃三角瓶内加入 950 mL 双蒸水，用玻棒搅匀；待药品完全溶解后，补充水至 1 L，即可得到基础 BHI 液体培养基。此时，如果需要配制培养牙龈卟啉单胞菌的液体培养基，则向上述基础 BHI 液体培养基内再分别加入 1% 的氯化血红素和维生素 K_1。

（3）调 pH 值：使用 pH 剂测定完全溶解的培养基 pH 值，如培养基偏酸或偏碱时，可用 1mol/L NaOH 或 1mol/L HCl 溶液进行调节。调节 pH 值时，应逐滴加入 NaOH 或 HCl 溶液，防止局部过酸或过碱，破坏培养基中成分；操作者应边加边搅拌，并不时用 pH 试纸测试，直至 pH 值达 7.0～7.4 即可。

2.固体培养基的配制

配制固体培养基时，应将已配好的液体培养基充分搅拌混匀，再将预先称量好的琼脂粉（1％）加入。此时，如果需要配制固体培养基，将预先称量好的琼脂粉 10 g 倒入已溶的药品溶液中；如果需要配制培养牙龈卟啉单胞菌的血平板固体培养基，则在向其中加入 1％的维生素 K₁和 5％的脱纤维羊血。

3.培养基灭菌和检测

（1）高压蒸汽灭菌：主要是通过升温使蛋白质变性从而达到杀死微生物的效果；将灭菌的物品放在一个密闭和加压的灭菌锅内，通过加热，使灭菌锅内水沸腾而产生蒸汽；待蒸汽将锅内冷空气从排气阀中趋尽，关闭排气阀继续加热。此时蒸汽不溢出，压力增大，沸点升高，获得高于 100 ℃的温度导致菌体蛋白凝固变性，而达到灭菌的目的。

（2）灭菌检测：灭菌后的培养基，一般需进行无菌检查；最好取出 1～2 管（瓶），置于 37 ℃温箱中培养 1～2 天，确定无菌后方可使用。

第三节　固体或半固体培养基的制作

一、斜面的制作

操作者应将已灭菌装有琼脂培养基的试管，趁热置于木棒或玻璃棒上，使成适当斜度，凝固后即成斜面。斜面长度以不超过试管长度的 1/2 为宜。特别需要注意的是，斜面培养基灭菌后，操作者应取出冷却至 45 ℃左右摊成斜面，待冷却凝固后移于 37 ℃温度下，空白培养 48 小时，经仔细检查确无杂菌后包扎备用。另外，斜面培养基在 120 ℃灭菌 30 分钟，不能使灭菌温度太低或太高，前者灭菌不彻底，后者培养基破坏严重，不利于菌种生长。

二、高层培养基的制作

操作者制作半固体或固体高层培养基（深层培养基）时，灭菌后则应垂直放置至凝固。特别需要注意的是，固体或半固体的含有琼脂的培养基预先分装在试管内，直立凝固形成高层培养基（深层培养基），这样接入菌种后虽然可供微生物发育的面积较小，但是培养基的厚度增大，营养更为丰富，时间长了也不容易干燥、开裂,常用于菌种的保存。

三、平板的制作

操作者将装在三角瓶或试管中已灭菌的琼脂培养基融化后,待冷至 55 ℃左右倾入无菌培养皿中。温度过高时,皿盖上的冷凝水太多;温度低于 55 ℃时,培养基易于凝固而无法制作平板。

平板的制作应在火旁进行,操作者应左手拿培养皿,右手拿三角瓶的底部或试管,左手同时用小指和手掌将棉塞打开,灼烧瓶口,用左手大拇指将培养皿盖打开一缝,至瓶口正好伸入,倾入 10～15 mL 培养基,迅速盖好皿盖,置于桌上,轻轻旋转平皿,使培养基均匀分布于整个平皿中,冷凝后即成平板。

第四节　细菌接种方法

一、斜面接种法

该法主要用于单个菌落的纯培养、保存菌种或观察细菌的某些特性。斜面接种法的具体操作步骤如下:

(1)操作者应左手平托两支试管,拇指按住试管的底部;外侧一支试管是斜面上长有菌苔的菌种试管,内侧一支是待接的空白斜面,两支试管的斜面同时向上;操作者用右手将试管塞旋松,以便在接种时容易拔出。

(2)操作者应右手拿接种环,在火焰上先将环端烧红灭菌,然后将有可能伸入试管的其余部位也过火灭菌。

(3)操作者将两支试管的上端并齐,靠近火焰,用右手小指和掌心将两支试管的试管塞一并夹住拔出,试管塞仍夹在手中,然后让试管口缓缓过火焰。注意不得将试管塞随意丢于桌上受到污染,试管口切勿烧得过烫以免炸裂。

(4)操作者将已灼烧的接种环伸入外侧的菌种试管内;先把接种环的先端触及无菌苔的培养基上使其冷却;再根据需要用接种环蘸取一定量的菌苔,注意勿刮破培养基;将沾有菌苔的接种环迅速抽出试管,注意勿使接种环碰到管壁或管口上。

(5)操作者应迅速将沾有菌种的接种环伸入另一支待接斜面试管的底部,轻轻向上划线,勿划破培养基表面;接好种的斜面试管口再次过火焰,试管塞底部过火焰后立即塞入试管内。

(6)操作者应将沾有菌苔的接种环在火焰上烧红灭菌,先在内焰中烧灼,使其干燥后,再在外焰中烧红,以免菌苔骤热使菌体爆溅,造成污染。

二、划线接种法

划线分离法是指把混杂在一起的微生物或同一微生物群体中的不同细胞用接种环在平板培养基表面,通过分区划线稀释而得到较多独立分布的单个细胞,经培养后生长繁殖成单菌落,通常把这种单菌落当作待分离微生物的纯种。有时这种单菌落并非都由单个细胞繁殖而来的,故必须反复分离多次才可得到纯种。其原理是将微生物样品在固体培养基表面多次进行"由点到线"稀释而达到分离目的的。为方便划线,一般培养基不宜太薄,每皿约倾倒 20 mL 培养基,培养基应厚薄均匀,平板表面光滑。划线分离主要有分区划线法和连续划线法两种。

三、液体接种法

该法常用于肉汤、蛋白胨水及糖发酵管等液体培养基的接种。操作者用接种环从平板上挑取单个菌落,倾斜液体培养管,先在接近液面的试管壁上研磨并蘸取少许液体与之调和(以试管直立后液体淹没培养物为准)。此接种法应避免接种环与液体过多接触,更不应在液体中搅拌,以免形成气溶胶,造成实验室污染。

四、穿刺接种法

该法常用于半固体培养基或双糖铁、明胶等具有高层的培养基接种,以保存菌种或观察细菌的动力和生化反应。其方法是操作者用接种针挑取细菌纯培养物,于半固体培养基的中心处向下垂直穿刺接种,直至试管底部上方 5 mm左右(不能穿至试管底),接种后的接种针沿原穿刺线退出;或在双铁糖琼脂斜面中心穿刺,沿原路退出,并用接种针在斜面画曲线。

五、涂布接种法

该法常用于纸片药物敏感试验,也可用于细菌计数。其方法是操作者用棉签蘸取适量菌液,于不同角度反复涂布于固体培养基上,使菌液均匀分布于琼脂表面,然后贴上药敏纸片培养,计数细菌时应取定量菌液用 L 形玻璃棒涂布。

六、倾注平板法

该法常用于兼性厌氧菌或厌氧菌的稀释定量培养和饮水、饮料、牛乳及尿液等标本的活菌计数。

附录　常用实验液体配制方法

一、磷酸缓冲盐溶液(phosphate buffer saline,PBS)

PBS 一般作为溶剂,起溶解保护试剂的作用。它是生物化学研究中使用最为广泛的一种缓冲液,主要成分为磷酸二氢钾(KH_2PO_4)、磷酸氢二钠(Na_2HPO_4)、NaCl 和 KCl。PBS 缓冲液应高温高压灭菌后,置于 4 ℃冰箱保存待用。1 L PBS(pH＝7.4)的配方如下:

NaCl	8 g
KCl	0.2 g
Na_2HPO_4	1.42 g
KH_2PO_4	0.27 g

操作者应向上述固体中加去离子水约 800 mL 充分搅拌溶解,滴加浓盐酸使 pH 值调节至 7.4,然后加离子水将溶液定容至 1 L。高温高压灭菌后,在 4 ℃条件下保存。

二、4%多聚甲醛固定液(4% PFA)

该固定液适合于绝大多数组织和细胞的固定,是免疫组织化学和培养细胞固定中最常用的固定液之一,它能较好地保护组织和细胞的形态结构和核酸。

1.配制 1 L 4%多聚甲醛方法

操作者应称取 40 g 多聚甲醛,加入 1 L PBS 中,置于 60 ℃的水浴锅内,并用玻璃棒不停搅拌,3～4 个小时后可溶解。

2.注意事项

(1)多聚甲醛溶液有一定刺激性和腐蚀性,操作者配制时应带口罩和护目镜加以防护。

（2）固定液一经开启后,储存时间过久,固定效果易下降。

（3）避免过度延长固定时间,否则会引起生物大分子过度交联,取材厚度不同,固定时间也不同。

（4）固定液的容量应足够,一般固定液与组织块的体积比率应大于 10∶1。

（5）温度对固定的影响很明显,提高温度可以加速固定作用。

（6）取出新鲜组织后,应及时固定。

三、10×蛋白质电泳缓冲液

配制 500 mL 10×蛋白质电泳缓冲液配方如下:

甘氨酸(Glycine)	94 g
三羟基氨基甲烷(Tris)	15.15 g
十二烷基硫酸钠(SDS)	5 g

配制方法:定容到 500 mL。

四、10×蛋白质转膜缓冲液

配制 500 mL 10×蛋白质转膜缓冲液配方如下:

甘氨酸(Glycine)	72.1 g
三羟基氨基甲烷(Tris)	15.15 g

配制方法:定容到 500 mL,在 4 ℃条件下可保存数周,在－20 ℃条件下可保存数月之久。

五、10% EDTA 脱钙液

EDTA 脱钙液能使骨组织中的蛋白抗原保持完好,组织细胞结构保持完整清晰,免疫组化染色效果最佳,对比明显,染色清楚,阳性信号定位准确。

1.配制 100 mL 10% EDTA 脱钙液方法

操作者应称取乙二胺四乙酸二钠（EDTA·Na_2）10 g,溶于 PBS 缓冲液(pH 值为 6.8~7.0)100 mL 中;最后加 NaOH 调节 pH 值至 7.0~7.2,室温或在 4 ℃条件下保存。

2.注意事项

（1）不同部位的组织脱钙时间不相等。

（2）EDTA 脱钙液 4~5 天更换 1 次,同时还需要控制温度,一般以室温(25 ℃)为宜,高温可加快脱钙速度,但可破坏组织中的核酸而影响染色效果。

3.脱钙成功标准

当骨组织变软或针刺时没有阻力感即可终止脱钙,物理检测法会对组织结构有一定的损伤,尽量避免用力过大或反复检测。

六、复合甲酸脱钙液

1.配制 1000 mL 复合甲酸脱钙液方法

甲酸钠	40 g
甲酸	300 mL

配制方法:溶于适量的蒸馏水中,待完全溶解后,加蒸馏水定容至 1000 mL。

2.注意事项

(1)适当加温能加快脱钙的速度,一般不应超过 37～40 ℃,尤其不可高于 60 ℃,温度过高容易使骨组织松散解体。

(2)脱钙应彻底,但应防止脱钙不足或过度。脱钙程度应控制在不影响组织切片的同时尽量缩短脱钙时间,以免脱钙时间过长引起组织损伤。

(3)脱钙液更换频率为每周 2～3 次。

(4)骨组织脱钙应先固定后脱钙,不应先脱钙后固定,以便减少组织的损伤程度。

(5)每隔一段时间检测一次脱钙程度,脱钙过度会增加组织的损伤程度,影响染色结果。

3.脱钙成功标准

当骨组织变软或针刺时没有阻力感即可终止脱钙,物理检测法会对组织结构有一定的损害,尽量避免用力过大或反复检测。

七、伊红染色液

500 mL 伊红染色液配制方法:称取伊红 2 g,加入 100 mL 95％酒精中,在室温不停搅拌,使完全溶解后,加蒸馏水 400 mL,最后在加冰乙酸 3 mL。

染色时间为 15 秒～10 分钟,细胞质可被染成鲜亮、清晰的粉红色。

八、欧利希(Ehrlich)苏木素染色液

苏木素是从原产中南美的洋苏木的心材提取出来的浅黄褐色的结晶。苏木素溶液能够把细胞核染成半透明的浅蓝色,配制方法如下:

苏木素	2 g
无水乙醇	100 mL
甘油	100 mL
蒸馏水	100 mL

| 冰醋酸 | 10 mL |
| 钾明矾(硫酸铝钾) | 15 g |

配制方法：将苏木素溶于酒精内，硫酸铝钾溶于蒸馏水中，然后加入其他化学药品，暴露于日光下，大约8周时可以使用，可得到最好的染色结果。如需急用而苏木素但其又未成熟时，可在该液中加入300mg的碘酸钠，以促使其迅速氧化成熟。

九、1％盐酸酒精分色液

1.100 mL 1％盐酸酒精分色液配方

| 浓盐酸 | 1 mL |
| 75％酒精 | 99 mL |

苏木素染色后，由于苏木素还能染上细胞核以外的细胞成分，因此，需要用盐酸酒精使着色的细胞核以外的被苏木素染色的细胞成分的颜色去掉，这个过程叫分色。

2.注意事项

操作者一定要严格掌握分色时间，时间长了容易把苏木素全脱掉了，时间短了又容易导致胞浆里的苏木素没脱干净而影响下一步的染色。此液用一段时间后需要延长分色时间，或者重新配制分色液。

参考文献

1.蔡勇,阿依木古丽·阿不都热依木,等.现代组织学技术[M].北京:科学出版社,2018.

2.陈峥宏,魏洪,等.医药学常用微生物学实验技术[M].北京:科学出版社,2014.

3.韩骅,高国全,药立波,等.医学分子生物学实验技术[M].北京:人民卫生出版社,2020.

4.胡晓梅,饶贤才,等,医学微生物学实验指南[M].北京:科学出版社,2017.

5.黄国钧,黄勤挽,等.医药实验动物模型:制作与应用[M].北京:化学工业出版社,2008.

6.黄汉菊,等.医学微生物学[M].4版.北京:高等教育出版社,2020.

7.贾绍华.常用动物模型的复制方法[M].北京:中国医药科技出版社,2012.

8.蒋健敏,陈民利,浙江省医学实验动物管理委员会办公室,等.实用医学实验动物学[M].杭州:浙江人民出版社,2009.

9.李和,周德山,等.组织化学与细胞化学技术[M].北京:人民卫生出版社,2021.

10.李伊为,张延英,等.实验动物学[M].3版.北京:科学出版社,2022.

11.刘玉琳,张琰,胡玉珍,等.基础医学动物实验技术[M].西安:第四军医大学出版社,2008.

12.刘玉琴,章静波,等.组织和细胞培养技术[M].北京:人民卫生出版社,2021.

13.柳忠辉,吴雄文,等.医学免疫学实验技术[M].北京:人民卫生出版社,2020.

14.苗明三,朱飞鹏,等.常用医药研究动物模型[M].北京:人民卫生出版社,2007.

15.秦川,等.中国实验动物学会团体标准汇编及实施指南:第五卷(下)[M].北京:科学出版社,2021.

16.秦川,谭毅,等.医学实验动物学[M].北京:人民卫生出版社,2020.

17.王钜,陈振文,等.现代医学实验动物学概论[M].北京:中国协和医科大学出版社,2004.

18.徐志凯,郭晓奎,等.医学微生物学[M].北京:人民卫生出版社,2020.

19.Elizabeth McInnes 等.毒理研究者实用病理学:实验动物病理学原则和实践[M].张妙红,等,译.北京:北京科学技术出版社,2020.

20.Peter C.Mann,等.大鼠和小鼠病理变化术语及诊断标准的国际规范(IN-HAND)[M].杨利峰,周向梅,赵德明,等,译.北京:中国农业出版社,2019.

21.R. Ian Freshney.动物细胞培养:基本技术和特殊应用指南[M].章静波,徐存拴,等,译.北京:科学出版社,2019.

22.Stephen W. Barthold,Stephen M. Griffey,Dean H. Percy,等.实验动物病理学:啮齿类动物和兔[M].杨利峰,赵德明,周向梅,等,译.北京:北京科学技术出版社,2021.

23.STEPHEN A B, VLADIMIR B, JEREMY A G, et al. The MIQE guidelines:minimum information for publication of quantitative real-time PCR experiments [J]. Clin Chem,2009,55(4):611-622.